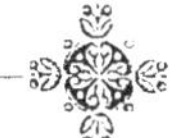

# DEUXIÈME LETTRE
## A L'ACADÉMIE DE MÉDECINE,

SUR

## LA DISSOLUTION

DES

# CALCULS URINAIRES

ET

## LEUR TRAITEMENT CHIMIQUE,

**PAR LEROY-D'ÉTIOLLES,**

Docteur-Médecin, etc.

**PARIS,**

CHEZ J.-B. BAILLIÈRE, LIBRAIRE-ÉDITEUR,

RUE DE L'ÉCOLE-DE-MÉDECINE, 17.

A LONDRES, CHEZ H. BAILLIÈRE, 219, REGENT STREET.

1841

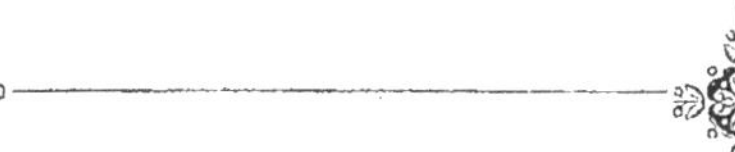

# DEUXIÈME LETTRE

SUR

# LA DISSOLUTION

DES

# CALCULS URINAIRES

## ET LEUR TRAITEMENT CHIMIQUE.

Ma première lettre, publiée en 1839, a été consacrée à la discussion du rapport fait à l'Académie de médecine sur la dissolution des calculs urinaires. Dans celle-ci, je me propose d'examiner cette question d'une manière plus complète et plus large.

Premier point. — *Le problème de la dissolution des calculs urinaires est-il résolu par l'administration à grandes doses des alcalis en boissons et en bains ?*

Parmi les innombrables remèdes auxquels on a supposé la vertu de dissoudre les calculs urinaires, les alcalis tiennent le premier rang. Depuis l'antiquité jusqu'à nos jours, à des intervalles plus ou moins rapprochés, ils ont conquis, perdu et recouvré leur réputation de lithontriptiques, expression devenue inexacte depuis la découverte de la lithotripsie, et que l'on pourrait remplacer par celle de lithodialutique, plus longue, mais plus correcte.

Il y a aujourd'hui cent ans, Morand, chirurgien célèbre, faisait à l'Académie des sciences un rapport sur les effets du fameux remède de mademoiselle Stephens dans la composition duquel entraient la chaux et la soude, et il arrivait à cette conclusion que ce remède est *ordinairement* inefficace comme dissolvant, mais que pour quelques malades il avait produit un soulagement plus ou moins durable, assez prolongé chez un petit nombre pour faire croire à la guérison pendant plusieurs années. Il ajoute même que sur quelques-uns la sonde n'avait plus fait rencontrer de pierre.

Quant aux eaux minérales alcalines, la dissolution de la pierre a de tout temps été comprise dans l'énumération de leurs vertus, et cependant il a fallu toujours en revenir à la triste ressource des opérations chirurgicales.

Nous n'aurions donc pas à nous occuper d'une question qui semble décidée par une aussi longue expérimentation, si elle n'était présentée sous une forme tant soit peu nouvelle.

Les partisans modernes de la dissolution par les alcalis, et surtout l'un des médecins de Vichy, disent que si les eaux alcalines n'ont pas produit tout l'effet que l'on en peut attendre, cela tient à deux causes : 1° le défaut d'appréciation de leur mode d'action; 2° les faibles doses auxquelles on les avait précédemment administrées.

La théorie sur laquelle s'appuie M. Petit est la suivante : supposons le calcul formé d'acide urique : le bicarbonate de soude arrivé dans la vessie sans altération, se décompose, la soude se combine avec l'acide urique pour former un urate acide de soude soluble qui est entraîné par l'urine.

Ce n'est pas tout à fait ainsi que les choses se passent. Je ferai observer :

1° Qu'il résulte des expériences de MM. Wœlher et Henry que le sel de soude n'arrive pas dans la vessie à l'état de bicarbonate, mais à celui de sesquicarbonate, ou même de sous-carbonate. Ces derniers ont, je le sais, une action au moins égale à celle du bicarbonate ; aussi, je ne veux pas présenter ce fait comme un argument contraire au traitement alcalin, mais seulement pour montrer que la théorie n'est point basée sur une appréciation exacte des phénomènes chimiques.

2° Il se peut, comme le disent les dissolutistes, que l'urate de soude observé à la surface des calculs d'acide urique provienne de la combinaison de la soude avec la couche externe de la pierre ; mais il est plus probable encore que c'est l'urine qui d'abord le fournit ; car l'acide urique et la soude étant dissous dans ce liquide, et se trouvant en présence, doivent, d'après les lois les plus simples de la chimie, s'unir plus facilement que dans le cas où l'une des deux substances est à l'état solide. La combinaison avec la surface du calcul ne doit par conséquent avoir lieu que lorsque tout l'acide urique dissous dans l'urine a été saturé.

3° Le sel qui se forme à la surface des calculs d'acide urique soumis au contact du carbonate de soude, qu'il soit produit aux dépens de l'urine ou de la pierre, est le plus ordinairement, non pas un simple urate, mais un urate double de soude et d'ammoniaque, beaucoup moins soluble que l'urate simple.

4° L'urate de soude se trouve à l'état d'urate neutre, et non pas à l'état d'urate acide ; l'on sait en effet que les urates alcalins en dissolution, dans lesquels on fait passer un courant d'acide carbonique, se déposent à l'état d'urate neutre ; il est donc évident que l'acide urique, lorsqu'il est saturé de soude pour former l'urate neutre, ne peut plus décomposer le carbonate pour former un urate acide : or, l'urate neutre de soude est tout aussi peu soluble que l'acide urique.

L'urate de soude entre comme partie constituante dans certains calculs urinaires ; plusieurs chimistes l'ont rencontré. J'ai moi-même extrait, depuis deux ans, par l'opération de la taille, deux pierres volumineuses et si dures, que les instrumens lithotribes, aidés de la percussion, n'avaient pu les entamer ; toutes deux contenaient une proportion notable d'urate neutre de soude, suivant l'analyse qu'en a faite M. Bourson. L'un de ces malades est M. Desaugiers, littérateur, frère du chansonnier, qui lui-même subit, il y a quinze ans, l'opération de la taille ; l'autre est M. Duvivier, juge-de-paix dans le département de l'Indre, sur lequel M. Ségalas avait fait trois tentatives infructueuses de lithotritie : tous deux ont guéri en moins de vingt jours.

La figure A représente la coupe de la pierre de M. Duvivier. Elle est remarquable, non-seulement par sa composition chimique, mais encore par sa structure ; on y voit réunis deux modes d'agglomération de la même matière calculeuse : les granulations et les couches lamelleuses.

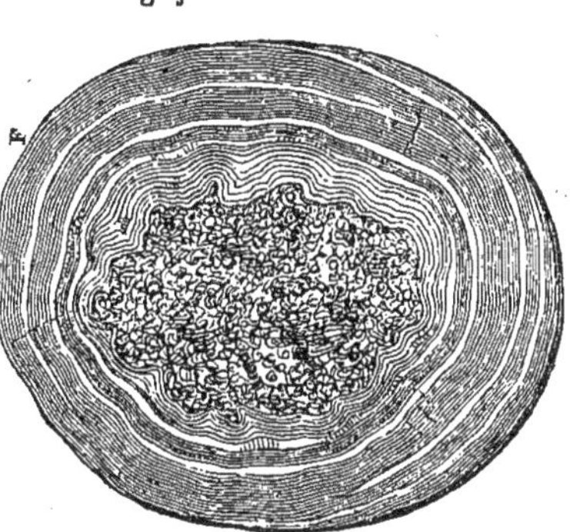

Mais, dira-t-on peut-être, l'urine est alcaline ; cet état alcalin est dû à de la soude en excès, laquelle, s'unissant au sel neutre, le fait devenir basique et augmente sa solubilité. Oui ; l'urine, après l'usage du bicarbonate de soude, devient alcaline, mais elle n'est pas rendue telle par de la soude mise en liberté ; c'est par le carbonate neutre de soude, qui, lui aussi, a la propriété de ramener au bleu le papier rougi du tournesol.

5° Que l'action des carbonates alcalins sur les pierres d'acide urique produise un urate acide ou un urate neutre, ou, comme l'a observé M. Pelouse, que l'acide urique soit ordinairement séparé seulement du mucus sans altération chimique, toujours est il que l'on retrouve au fond des vases dans lesquels se font les expériences, le détritus provenant de la pierre ; en sorte que même pour les concrétions d'acide urique, il n'y aurait point dissolution, mais seulement séparation des molécules et précipitation à l'état pulvérulent. Cette uniformité d'action des alcalis sur les différentes espèces de pierre, bien qu'elle ne soit pas conforme aux explications données par les dissolutistes, est cependant favorable au traitement, car elle écarterait une grande difficulté ; à savoir, la nécessité de connaître la nature des calculs afin de leur appliquer le dissolvant qui peut leur convenir, difficulté que Fourcroy et Vauquelin n'avaient pu résoudre.

Toutefois, comme les acides azotique, oxalique, chlorhydrique et lactique ont plus d'action sur les phosphates que les alcalis ;

comme d'ailleurs la puissance des dissolvans sur l'oxalate de chaux est extrêmement faible, il n'est pas indifférent de savoir quelle espèce de pierre est contenue dans la vessie ; or, cette notion, la lithotritie peut seule la fournir d'une manière certaine.

Les effets du traitement alcalin par absorption *n'ont donc pas été appréciés par ses partisans d'une manière exacte.* Mais, pourrait-on répondre, qu'importe l'explication, si les faits sont positifs? C'est ce que nous allons examiner. Ces faits sont de deux sortes, et peuvent se diviser en deux catégories : dans la première, viennent se placer les expériences faites en plongeant des calculs et des portions de calculs dans les sources alcalines, ou dans de l'eau de ces sources, ou dans des solutions alcalines : il en est résulté que de simples fragmens présentant simultanément les tranches de leurs stratifications au dissolvant, n'ont pu être détruits par une immersion de trente à quarante jours dans les sources de Vichy, au milieu d'une masse énorme d'eau alcaline sans cesse renouvelée et soumise à une vive effervescence produite par le développement du gaz acide carbonique.

De tels résultats ne sont pas de nature à faire concevoir de grandes espérances pour la guérison des pierres contenues dans la vessie ; car jusqu'ici l'on avait pensé que l'action chimique était plutôt entravée que favorisée par l'intervention du principe vital, et que les dissolutions s'opéraient moins bien dans les organes vivans que dans des vases inertes; mais enfin si, dans cette circonstance, il en était autrement, il n'y aurait rien à répliquer. Examinons donc les applications récentes faites à l'homme du traitement alcalin à haute dose, et voyons si leurs résultats sont plus satisfaisans que ceux annoncés à d'autres époques.

Pour éviter toute méprise, *il importe de ne pas confondre la gravelle avec la pierre*, et de ne point voir des exemples de dissolution là où il n'y a eu en réalité qu'issue spontanée de graviers plus ou moins volumineux, peu ou point altérés par les dissolvans. C'est pour cette raison que la commission nommée par l'Académie de médecine n'a point considéré, dans son rapport, comme des cas de dissolution les faits relatifs à MM. de Lonperrier, de Montenon, Fray-Fournier, Valérix et quelques autres, mais simplement comme des exemples de graviers, dont l'expulsion aurait été favorisée par l'abondance des boissons et peut-être par la couche légère d'urate qui existait sur la surface de plusieurs d'entre eux. Dans la même catégorie me paraissent devoir être rangés le fait rapporté à la fin de la brochure de M. Petit sur la goutte, en 1840, et celui de M. Robiquet, insérée dans le Bulletin de Pharmacie, en 1820. Ce dernier fait est sans contredit le plus remarquable de tous ceux que l'on a cités, par l'ancienneté de la douleur et par la constatation d'un corps étranger avec la sonde. Eh bien ! pendant trois mois qu'a duré le traitement, le malade a pris seulement un gramme de bicarbonate par jour, c'est-à-dire la valeur d'un peu moins d'un verre d'eau de Vichy. Qu'attendre d'une dose aussi faible ? Lui attribuer une guérison, n'est-ce pas forcer les conséquences ? J'ajouterai que lors de la publication de ce fait, peu de temps s'était écoulé depuis la cessation des symptômes, et que l'absence du calcul n'a pas été constatée. Le malade avait alors soixante-quatorze ans.

Il faudrait, ce me semble, une grande prévention pour admettre que des concrétions du volume d'un pois, expulsées après cinq, dix, dix-sept jours au plus de l'usage des eaux, étaient des noyaux de calculs provenant de pierres dissoutes, lorsque l'on se rappelle la lenteur de l'action des eaux alcalines dans les expériences par immersion citées plus haut, et lorsque l'on voit des malades porteurs de pierres d'acide urique suivre le traitement, sous les yeux de M. Petit, pendant trois et quatre ans, sans être guéris, comme nous le dirons tout à l'heure. Puisque l'action des carbonates alcalins sur les calculs est, dit-on, purement chimique, il faut bien admettre qu'elle ne saurait être vingt fois, cent fois plus énergique dans la vessie que dans un vase inerte. M. Pelouze a sur son bureau, depuis huit mois, un calcul d'acide urique plongé dans une dissolution de bicarbonate de soude, qu'il renouvelle tous les trois ou quatre jours ; ce calcul est loin d'être détruit; et l'on voudrait nous faire admettre qu'un ou deux hectogrammes du même sel, pris en boisson réduisent, en *quinze jours*, une pierre d'un certain volume à la grosseur d'un pois, dont l'expulsion a lieu ensuite naturellement !

On connaît par centaines des exemples de graviers plus volumineux que ceux dont parle M. Petit, expulsés sans que les malades eussent fait usage de dissolvans d'aucune espèce. Pour ma part, j'en ai observé plus de vingt. Quant aux sables qui, pendant le traitement alcalin, sortent *sans altération aucune*, avec la couleur jaune, rougeâtre ou briquetée propre à l'acide urique, rien n'est plus commun ; c'est l'histoire de la plupart des malades qui prennent les eaux alcalines à Vals, les plus riches de toutes en bicarbonate de soude ; à Vichy, Contrexeville, Pougues, Evian, etc., ou qui font usage de solutions alcalines.

Au moment où j'écris ces lignes, un coutelier que j'ai vu en consultation avec MM. Haurégard et Leger, m'apporte une petite pierre d'acide urique qu'il a rendue après six mois d'un traitement alcalin par les boissons et les bains, sans la moindre altération à la surface, ainsi que M. Pelouze a pu s'en assurer après l'avoir reçue du malade.

*Deuxième fait.*— M. Genuis, marchand de bouteilles, rue de Provence, éprouvait depuis un mois des coliques néphrétiques, lorsqu'il me fit appeler. Après avoir calmé les premiers accidens par des applications de sangsues et des bains, j'administrai, de concert avec son médecin, l'eau de Vichy à aussi grande dose qu'il pourrait la supporter, et les bains rendus alcalins par l'addition de 250 grammes de bicarbonate de soude. Après deux mois de ce traitement, un gravier fut expulsé ; il avait neuf lignes de long ; il était noirâtre, formé par de l'oxalate de chaux, entre les mamelons duquel était déposée une couche blanche formée d'urate et de carbonate de chaux. Ici, non seulement il n'y a point en diminution du gravier, mais il est évident *qu'il avait plutôt une tendance à s'accroître.*

De ce qu'une concrétion urinaire a été reconnue par la sonde, il n'en résulte pas qu'elle dût avoir un volume suffisant pour constituer une pierre; il en est de même de la proposition faite à un malade de broyer ce gravier pour favoriser sa sortie. L'argument que M. Petit prétend trouver dans cette proposition faite par moi à M. de Longperrier est tout à fait futile A la fin de toutes les opérations de lithotritie, lorsqu'il ne reste plus que des fragmens de pierre du volume d'un pois, et que les seuls efforts de la nature sont impuissans pour les expulser, n'est il pas d'une sage pratique, après quelques jours d'attente, d'aller les saisir et de les briser?

Cette proposition prouve seulement que la lithotritie, faite avec les précautions qu'elle exige dans une vessie saine et pour une petite pierre, me semble une opération innocente dans l'acception chirurgicale de ce mot. Veut-on des exemples d'opérations de broiement pratiquées pour des pierres jugées très petites, et dépassant à peine le volume d'un gravier? En voici un dans lequel le malade, tout aussi bien que l'opérateur, était à même d'apprécier l'opportunité de l'opération : c'est celui d'un chirurgien qui a pratiqué environ cinq cents opérations de taille dans sa vie, de M. le professeur Viguerie, de Toulouse. Depuis trois mois seulement il ressentait les symptômes de la pierre, lorsqu'il se rendit à Vichy pour y prendre les eaux. C'était vers la fin de la saison; il ne put y rester que peu de jours, et vint à Paris me demander de le débarrasser, ce que je fis avec une telle facilité, que la pierre, grosse comme une aveline, était brisée, ses fragmens écrasés, alors que M. Viguerie pensait que nous en étions encore à la rechercher. Cette seule séance, qui n'a pas duré deux minutes, a suffi pour le guérir.

La réunion complète des symptômes de la pierre ne suffit pas pour affirmer qu'il en existe une. Il est indispensable que le cathétérisme ait démontré la présence du corps étranger avant le traitement, et son absence plus tard; ne sait-on pas, en effet, que dans le rhumatisme et les affections de la prostate, dans les névralgies vésicales, les maladies des reins, il est fréquent de trouver réunis tous les signes rationnels de la pierre, sans qu'il y ait cependant aucun corps étranger dans le réservoir urinaire? Le cathétérisme peut donc seul donner la preuve de l'existence d'une concrétion dans la vessie. Il est également nécessaire de vérifier avec la sonde l'absence de la pierre pour avoir la certitude de la guérison, car les exemples sont nombreux de suspension complète des symptômes, soit à la suite d'un traitement, soit même sans cause appréciable.

Nous devons, en conséquence, tenir compte des seuls malades dont la vessie a été explorée avant et après avec la sonde par une main exercée. Cette exploration a eu lieu sur plusieurs calculeux soumis au traitement alcalin à haute dose; les uns n'ont point éprouvé de soulagement; d'autres, après une amélioration temporaire, ayant vu les symptômes reparaître, ou même leur état s'étant aggravé, se sont soumis à une opération chirurgicale ; il en est dont les souffrances avaient disparu depuis assez longtemps pour faire croire à leur guérison, qui, ayant succombé à une maladie étrangère en apparence à l'affection calculeuse, ont été trouvés porteurs de pierres volumineuses ; quelques-uns enfin, après trois années de traitement à Vichy même, ne sont pas encore guéris.

*Troisième fait.* — Dans la première catégorie, comprenant les malades dont l'état s'est aggravé pendant le traitement, je citerai M. le docteur Lousier, de Vendôme, qui, après avoir pris les alcalis en bains et en boissons pendant deux années, vit son état tellement s'aggraver, et ses douleurs devenir si intolérables, que l'opération de la taille dut être pratiquée par moi sans retard ; la cicatrisation s'est opérée promptement, et les symptômes dont les organes urinaires étaient le siége ont disparu ; mais les digestions étaient rendues presque impossibles par une gastrite chronique ; l'intelligence se perdit complètement, et neuf mois après l'opération le malade succomba. On a prétendu que M. Lousier n'avait pas pris les alcalis en assez grande abondance, parce que le mauvais état de son estomac s'y opposait ; il est vrai que plusieurs suspensions ont eu lieu pendant les deux ans qu'a duré le traitement ; mais il a été suivi des mois entiers sans interruption ; ainsi, peu de temps avant l'opération de la taille, M. Lousier a pris, dans l'espace de soixante jours, cinquante-six bains alcalins, et bu cent-dix litres d'eau de Vichy.

*Quatrième fait.* — M. le docteur Martinet, de la Creuse, vint à Paris en 1838, et se confia aux soins de M. Civiale, qui le traita pour une névralgie de la vessie, mais sans obtenir d'amélioration. De retour à Bourganeuf, où il habite, notre confrère se mit à l'usage de l'eau de Vichy et du bicarbonate de soude ; bientôt les souffrances, déjà très vives, devinrent intolérables. M. Martinet revint à Paris en 1840, et consulta de nouveau M. Civiale : cet opérateur explora la vessie deux fois avec une sonde et une fois avec un lithotribe, probablement la pince à trois branches dont il persiste seul à faire usage ; n'ayant pas trouvé de pierre, il revint au traitement de la névralgie de la vessie. Après deux mois d'essais infructeux, M. Martinet me pria d'aller le voir ; je le trouvai dans un état d'exaltation et de désespoir difficiles à décrire : je pratiquai le cathétérisme explorateur avec la sonde *à courbure courte et brusque*, et tout d'abord je sentis une pierre placée dans le bas-fond très déprimé de la vessie. M. Martinet m'ayant demandé avec instance de pratiquer immédiatement la lithotritie, dans le même moment la pierre fut saisie et brisée ; sa destruction complète a demandé cinq séances, qui ont eu lieu en présence de plusieurs médecins.

*Cinquième fait.* — M. Julien est cité dans le rapport de la Commission de médecine, comme éprouvant une amélioration très-notable par l'effet de l'eau de Vichy ; on supposait même, à cette époque, que le calcul *avait diminué au point de s'intro-*

*duire dans le col de la vessie et d'arrêter le jet de l'urine.* Mais cette amélioration dans les symptômes fut d'une si courte durée, que le malade prit la détermination de se faire débarrasser de la pierre par la lithotritie; elle donnait, entre les branches de l'instrument, un diamètre de 54 millim.; sa dureté nécessita l'emploi du marteau, et sa destruction exigea un grand nombre de séances : l'opération fut faite par M. Amussat.

*Sixième fait.* — M. B..., ressentant les symptômes de la pierre, se rendit à Vichy en 1835, pour y prendre les eaux alcalines; il en éprouva d'abord un tel soulagement, qu'il se crut guéri. Cependant il en continua l'usage encore quelque temps; au bout de deux mois de retour chez lui, les douleurs reparurent plus violentes, l'urine devint muqueuse et catarrhale. Au commencement de 1840, je pratiquai la lithotritie à la Maison de Santé et de Médecine opératoire; la vessie ne se vidait qu'au tiers; elle ne pouvait, par ses seuls efforts, expulser les débris, et je dus en faire artificiellement l'extraction. La pierre était formée d'oxalate de chaux recouvert de phosphate triple; elle devait donc, par sa nature même, résister à l'action des alcalis. (Voyez *Gazette des Hôpitaux*, 1840.)

*Septième fait.* — M. de B..., âgé de dix-huit ans, ressentait depuis plusieurs années les signes de la pierre. Les symptômes étant devenus plus intenses, il se rendit à Vichy en 1840; il y séjourna deux mois juste, et, pendant ce temps, il but chaque jour douze à quinze verres d'eau; chaque jour également il prenait un bain; il subit, en outre, dix-neuf irrigations avec la sonde à double courant. Ce traitement n'ayant eu d'autre résultat qu'un développement de catarrhe de la vessie, madame de B... amena son fils à Paris, où je l'opérai par la lithotritie. La pierre avait 45 millimètres de largeur, dans le sens où elle fut saisie la première fois; l'opération fut simple, facile, sans douleur, et demanda huit séances. M. Pelouze, qui assistait à l'une d'elles, recueillit des débris de la pierre qui venait d'être expulsée, et il put s'assurer que la surface en était lisse et sans aucune trace d'altération. L'élément principal de cette pierre était, d'après l'analyse de M. Pelouze, l'urate d'ammoniaque; quelques fragmens étaient composés d'oxalate de chaux, et provenaient sans doute du noyau; la surface était recouverte d'une couche de phosphate d'ammoniaque et de magnésie.

*Huitième fait.* — M. Hautreux, de Saumur, fut débarrassé d'une pierre au moyen de la lithotritie, en 1839, par M. Miraut, d'Angers; mais sa vessie en contenait une autre enchâtonnée dans le bas-fond, que des tentatives répétées ne purent déloger. Le malade prit alors du bicarbonate de soude à la dose de quatre grammes par jour. Au bout d'un an, les douleurs allant en augmentant, il vint, sur la recommandation de M. Miraut, se confier à mes soins. Pour déloger le calcul, j'engageai le bec de ma sonde entre lui et le bord de la cellule; puis, par un mouvement de rotation imitant un tour de clé, je le fis sauter du premier coup; la pierre fut brisée sans difficulté en six séances. M. Pelouze, qui assistait à l'une d'elles, put, en examinant les débris, s'assurer qu'ils ne présentaient aucune trace d'action. ( *Gazette des Hôpitaux*, 1840.)

*Neuvième fait.* — Dans l'année 1838, je sondai, à Vichy, plusieurs malades qui s'y trouvaient en traitement. L'un d'eux, nommé Pirel, habitant Job, près Ambert, est cité dans le rapport à l'Académie de médecine. L'exploration fut faite avec le lithotribe, je saisis la pierre à plusieurs reprises : la première fois elle présenta 27 millimètres de diamètre, et la seconde 11 millimètres seulement ; par conséquent, elle était très plate, circonstance favorable à la dissolution. J'en brisai une partie dans cette dernière exploration ; mais, à la demande de M. Petit, je la lâchai sans la rompre davantage, et je ne poursuivis point l'opération, afin de laisser le malade dans des conditions propres à rendre l'expérience plus complète. Pirel continua l'usage de l'eau alcaline ; il passa à Vichy les deux étés de 1839 et 1840; le reste de l'année, il buvait de l'eau de la source des Célestins. A son retour chez lui, il fut sondé, au mois d'octobre 1840, par M. Fleury, de Clermont, qui constata encore la présence de la pierre, après trois ans de traitement.

*Dixième fait.*— Un autre calculeux avait précédemment rendu de petites pierres, qui n'avaient pu être examinées, attendu qu'elles avaient passé par la bonde de la baignoire dans laquelle leur expulsion avait eu lieu. Cet homme se disait guéri, quoique les urines fussent muqueuses et que les besoins d'évacuer ce liquide fussent très fréquens. Je le sondai en présence de M. Petit, et nous trouvâmes dans sa vessie plusieurs calculs qui m'ont semblé assez peu volumineux pour être évacués spontanément. J'ignore ce que ce malade est devenu.

*Onzième fait.* — M. Gaudin, de Montauban, éprouvait depuis quatorze ans les symptômes de la pierre ; mais pendant longtemps, ils demeurèrent supportables, et il s'occupa peu des soins de sa santé. En 1834, il prit les eaux de Luchon ; en 1835, celles de Lapreste, dans les Pyrénées-Orientales, pendant trente-cinq jours. En 1838, il passa un mois à Vichy, prenant chaque jour un bain et buvant *de 30 à 40 verres d'eau alcaline*. Le reste de l'année, il faisait usage en abondance de bicarbonate de soude. Malgré ce traitement, les symptômes n'ont fait qu'accroître en acuité jusqu'en 1841. Alors MM. Viguerie et Roland, ayant de nouveau sondé M. Gaudin, et trouvant la pierre volumineuse, lui donnèrent le conseil d'aller à Paris se confier à mes soins. Je pratiquai la première séance de lithotritie le 13 mai : la pierre donnait 56 millimètres d'écartement à l'instrument. Aujourd'hui, après huit séances, la guérison est complète.

J'ai rapporté, dans une lettre à l'Académie de médecine, publiée l'an dernier, l'histoire de cinq autres malades affectés de pierre, qui avaient fait usage du traitement alcalin pendant un temps plus ou moins long, et que j'ai ensuite guéris par la lithotritie. Je ne reproduirai point ces faits, dont le nombre serait beaucoup plus grand encore si je pouvais y joindre ceux que d'autres chirurgiens ont certainement observés.

J'ai déjà montré, dans le fait de M. le docteur Lousier, le danger du retard qu'entraîne la confiance illimitée dans les eaux alcalines et la persistance trop prolongée dans leur usage. En voici un autre exemple :

*Douzième fait.* — M. R .., greffier en chef d'une Cour royale, commença vers 1834 à éprouver des besoins fréquens d'émettre l'urine, et de la douleur. Pendant les années 1836, 1838 et 1839, il alla prendre une saison d'eau minérale, tantôt à Vichy, tantôt à Contrexeville, tantôt à Bourbonne-les-Bains, dont les sources tiennent en dissolution, à l'état de bromure, la même quantité de soude que l'eau de Vichy à l'état de carbonate. La prostate, irritée par la présence des calculs, se tuméfia, et finit par donner lieu à une rétention d'urine. En 1841, le malade vint à Paris se confier à mes soins ; il avait une fièvre continue avec des frissons et des paroxysmes. L'urine était purulente ; depuis deux ans elle ne pouvait être expulsée sans sonde ; la langue était sèche et brune ; il y avait perte absolue de l'appétit ; de la diarrhée était survenue ; les pierres paraissaient multiples et volumineuses. Dans une consultation où se trouvaient réunis MM. Marjolin, Nacquart, Barth et moi, on résumait les chances du malade, en disant : méthode expectante, mort prochaine ; lithotritie, zéro ; taille, un sur dix, et pourtant il faut faire la taille. J'ai pratiqué la cystotomie hypogastrique, et j'ai extrait cinq pierres grosses comme des petites noix : onze jours sont révolus depuis l'opération ; l'état du malade donne de l'espérance, seulement la faiblesse est très grande.

Voici maintenant l'histoire d'un malade qui a pris des eaux alcalines, et qui, après avoir éprouvé un soulagement durable, a succombé à d'autres affections. L'autopsie a fait voir qu'il n'était pas guéri.

*Treizième observation.* — M. Fournier, habitant près de Gannat, avait dans la vessie une pierre dont l'existence fut constatée par la sonde en 1838. Dès la première saison, M. Fournier se trouva tellement soulagé, qu'il se crut guéri ; M. Petit le croyait également, mais sans avoir pu s'en assurer. Étant alors à Vichy, et désirant être fixé sur ce point, je me rendis auprès du malade, et, l'ayant sondé, je trouvai une pierre d'un pouce de diamètre environ. M. Fournier retourna à Vichy et y resta trois semaines ; après ce laps de temps, un habile chirurgien explora la vessie sans rencontrer de corps étranger ; alors M. Petit amena le malade à Paris pour le présenter à l'Académie de médecine ; mais, auparavant, il voulut me le faire sonder. L'exploration que je fis trompa notre attente, car je reconnus tout d'abord que la vessie contenait encore une pierre. Depuis lors deux années se sont écoulées sans que le malade ait été grandement incommodé. Il vaquait à ses affaires et pouvait même monter à cheval ; mais, au mois d'août 1840, il fut pris tout à coup de fièvre pernicieuse et succomba en peu de jours. (C'est ainsi que beaucoup de calculeux finissent.) L'autopsie fit reconnaître à M. le docteur Boudant, de Gannat, qu'il existait dans la vessie une pierre du volume d'une amande.

Le remède de mademoiselle Stephens avait aussi produit des guérisons apparentes il y a plus d'un siècle. Entre autres malades qui y furent soumis, je ne rappellerai que le ministre Walpoole : chez lui les symptômes de la pierre avaient disparu depuis huit ans, et à sa mort on trouva dans la vessie plusieurs calculs volumineux. Chez d'autres malades, cette suspension de la douleur a eu lieu sans qu'ils eussent pris aucun médicament.

Dans une première lettre j'ai rapporté l'histoire de cinq autres malades qui avaient pris sans succès les eaux de Vichy ou de bicarbonate de soude.

J'ai fait voir qu'il importe de ne pas prendre pour des noyaux de calculs volumineux amoindris par l'action des dissolvans, les graviers expulsés sans altération pendant le traitement alcalin ; cette erreur n'est pas la seule contre laquelle il convient de se tenir en garde ; il faut savoir que les calculs éprouvent dans la vessie des altérations et des changemens d'état qui pourraient être à tort rapportés à la dissolution. Ainsi, la rupture spontanée de certains calculs est un fait aujourd'hui constant. J'en ai présenté quatre exemples aux Académies des sciences et de médecine. M. Cross, dans son *Essai sur les Calculs urinaires*, en a donné une figure. M. Sanson a extrait une soixantaine de pierres toutes rompues de la vessie d'un malade. M. Valette, d'Orléans, en a également retiré un grand nombre.

J'ai représenté dans la *Fig.* 2 l'aspect ordinaire de ces pierres rompues ; elles semblent présenter une sorte de régularité ; la plupart se brisent en six morceaux, deux principaux offrant sur leur surface de rupture quatre facettes formées par quatre arêtes

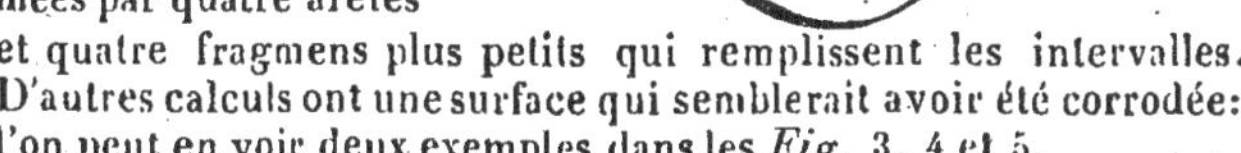

et quatre fragmens plus petits qui remplissent les intervalles. D'autres calculs ont une surface qui semblerait avoir été corrodée: l'on peut en voir deux exemples dans les *Fig.* 3, 4 et 5.

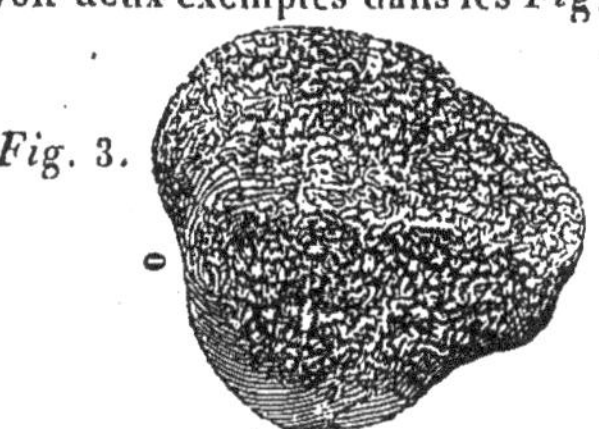

*Fig.* 3.

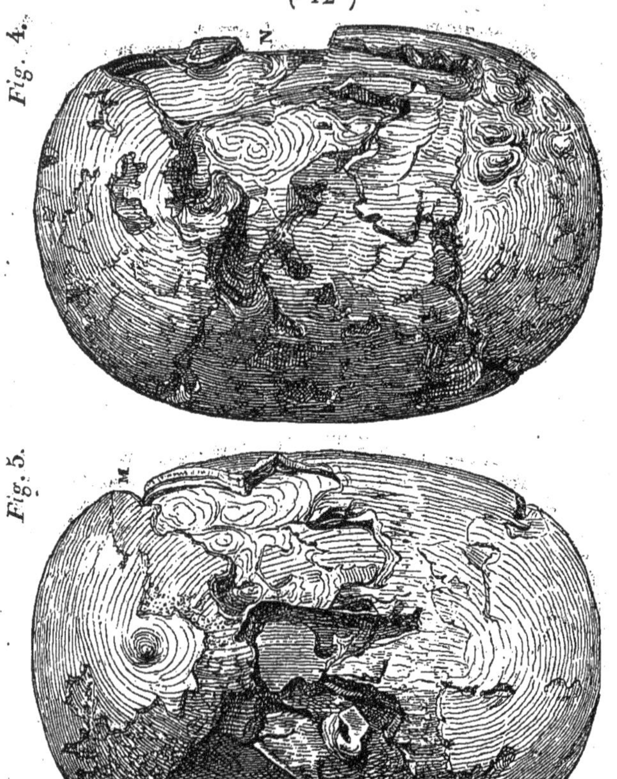


L'un m'a été remis par M. Valette ; l'autre a été extrait par moi au moyen de la taille hypogastrique ; il était en compagnie d'une autre pierre enchâtonnée. Si les malades porteurs de telles concrétions avaient fait usage de dissolvans, nul doute que l'on aurait vu là des effets de leur action.

Les raisons que l'on a données jusqu'ici de la rupture spontanée des calculs ne sont point satisfaisantes ; quant à l'altération de leur surface on suppose qu'elle est produite par l'ammoniaque développé dans l'urine devenue alcaline par le fait de l'altération des organes ; cela est possible, probable même : reste à savoir pourquoi ce phénomène s'observe rarement, puisque les urines ammoniacales favorisent la déposition des phosphates et l'accroissement de la pierre.

Les faits rapportés par M. Petit ne montrent donc aucun exemple de guérison bien constatée, non pas de graviers mais de pierres véritables ; et de ceux que je viens de relater il résulte *que le traitement alcalin, même à haute dose, est généralement insuffisant, comme tous les autres dissolvans connus, lorsqu'il est borné à l'action indirecte ou par absorption , c'est-à-dire par les boissons et les bains.*

Avant de terminer ce chapitre, je crois devoir relever une phrase de M. Civiale, dont pourraient s'emparer les ultrà-dissolutistes. Dans le livre intitulé : du Traitement médical de la Pierre, ce praticien dit, p. 396 : « J'avais indiqué la seule vraie » manière de procéder à des expériences dont le but fût de » prouver l'action dissolvante des eaux de Vichy. Il était tout » simplement question d'expérimenter non avec l'eau des Célestins ou de la Grande-Grille, mais avec l'urine des malades, » alcalisée par ces eaux. » Cette expérience a été faite par Whytt et Morand sur l'urine de personnes qui prenaient le remède Stephens ; par Mascagni, qui se traitait de la gravelle par le bicarbonate de potasse, à la dose de 5 à 8 gram. Elle a été renouvelée par d'autres personnes avec un succès apparent, c'est-à-dire que des pierres, placées dans le vase de nuit des malades, diminuaient graduellement et finissaient par se détruire ; mais, pour cela, celles que contenaient leurs vessies n'éprouvaient point de diminution. J'ai été appelé, il y a une dizaine d'années, par M. le docteur Guichard pour un M. Martin qui prenait de l'eau de Vichy et du bicarbonate de soude à dose assez forte pour rendre l'urine habituellement alcaline. Il avait placé des petites pierres d'acide urique dans son vase de nuit et dans un autre vase où il versait de l'eau contenant une quantité de bicarbonate de soude égale à celle qu'il prenait en boisson. La destruction marchait plus vite dans l'urine que dans l'eau alcaline (l'urine peut tenir en dissolution une quantité d'acide urique plus grande que l'eau ne peut le faire). Cet homme mourut ; nous en fîmes l'ouverture et nous trouvâmes dans sa vessie sept pierres grosses comme des noisettes et ne présentant aucune trace d'altération. L'expérience que propose M. Civiale ne prouverait donc rien en faveur de la dissolution, mais elle démontre une fois de plus que les phénomènes chimiques sont modifiés par nos organes, même par ceux qui paraissent n'exercer qu'une faible influence sur la nature des fluides qu'ils renferment.

Second point. — *Le traitement par absorption à haute dose est-il toujours inoffensif? Effets divers et notables de ce traitement. Production de la pierre.*

Maintenant se présente une autre question. En admettant, comme cela ressort de tout ce qui précède, que le traitement alcalin, indirect, ou en bains et en boissons, à hautes comme à faibles doses, est ordinairement insuffisant pour dissoudre les calculs, doit-on le considérer comme tout à fait inoffensif? En un mot, est-ce une de ces médications desquelles on puisse dire :

si cela ne fait pas de bien, cela ne fait pas de mal ? A cette question, comme à tant d'autres bien plus simples en apparence, on peut répondre oui et non, suivant la manière dont elles sont posées.

Ainsi, je dirai que le traitement alcalin, appliqué à la gravelle et aux très-petites pierres, peut être utile ; il neutralise souvent la première pour un certain temps, et il favorise l'expulsion des secondes ; agissant plus encore par l'abondance du liquide introduit dans l'économie que par les propriétés chimiques des sels alcalins: il n'a certainement pas non plus d'inconvénient pour les concrétions qui, par leur volume, doivent être rangées dans la classe des pierres, pourvu toutefois qu'il ne soit pas prolongé au delà d'un petit nombre de mois. Mais ce n'est pas ainsi que l'entendent les nouveaux partisans du traitement à haute dose : ils prétendent qu'il peut être continué pendant des années entières sans le moindre inconvénient.

Ils ajoutent même que sous son influence la pierre cesse de s'accroître, qu'elle n'occasionne plus d'inflammation catarrhale, ne détermine plus ni troubles fonctionnels ni les altérations si funestes de divers organes, des reins, par exemple, et de la prostate en particulier, altérations que la pierre abandonnée à elle-même produit presque toujours. Là est l'exagération et le danger. Je reconnais et je proclame que les carbonates alcalins, pris en boissons, et en bains font éprouver pendant un certain temps à beaucoup de calculeux un soulagement manifeste ; mais j'ajoute que parfois loin d'améliorer les symptômes, ils les aggravent non-seulement lorsque les pierres sont formées de phosphate triple, double ou simple, ce qui n'a rien de surprenant ; mais encore quand elles sont formées d'acide urique ou d'urate d'ammoniaque. Lorsque les alcalis manquent tout d'abord leur effet, il est rare que les malades s'opiniâtrent à en faire usage : ils se soumettent à l'une des opérations chirurgicales, et ils en courent les chances ; mais lorsqu'ils éprouvent du soulagement, il est bien rare également qu'ils ne conçoivent pas une confiance illimitée que ne détruit même pas toujours la réapparition des symptômes ; en sorte que les malades luttent pendant des années, jusqu'à ce que, vaincus par la douleur, ils invoquent, mais parfois trop tard, les secours de la chirurgie.

Dans cette circonstance, il est évident que le retard est préjudiciable et que l'existence peut en être compromise. Mais plaçons-nous dans des conditions plus favorables. Admettons que le soulagement procuré par le traitement indirect soit durable ; ses partisans, encouragés par ce résultat, ne manquent pas d'augmenter les doses autant que les calculeux peuvent le supporter. Serait-il vrai que l'on pût ainsi tenir pendant des années les organes urinaires dans un état anormal, et forcer les reins à sécréter des urines alcalines en dépit de leur destination primitive et de leurs fonctions habituelles ? Et en supposant que la prolongation de cet état contre nature soit exempte des dangers que la raison lui attribue, comment se persuader qu'une pierre, parce qu'elle sera recouverte d'urate de soude, puisse séjourner indéfiniment dans nos organes sans en altérer la texture? L'expérience, d'accord avec les lois de la physiologie, nous dit que cela est impossible, et que tout organe qui porte en lui un corps étranger de cette espèce doit finir par s'enflammer, s'altérer et se détruire.

Mais, répondra-t-on, lorsque les symptômes de la pierre reparaîtront aigus et menaçans, l'on sera toujours à temps d'abandonner le traitement alcalin pour avoir recours à l'une des opérations chirurgicales. Ce serait là une grave erreur. Bien souvent, en effet, la maladie ne se montre sous cette face nouvelle que lorsque le contact prolongé de la pierre a modifié d'une manière fâcheuse la vitalité des organes, altéré sourdement, mais profondément leur structure; le mal, une fois déclaré, marche avec une vivacité effrayante, et souvent proportionnée à la résistance qu'il a rencontrée de la part des organes qu'il a envahis.

J'ai sondé une vingtaine de malades qui portaient des pierres depuis vingt, trente, quarante années même, ainsi que j'ai eu occasion de le voir récemment sur un religieux trappiste des environs de Cherbourg. Pour la plupart, ils n'avaient commencé à éprouver des douleurs vives et des besoins fréquens d'uriner que depuis peu de mois: en même temps l'urine était devenue muqueuse. Eh bien, chez la plupart de ces malades, l'état inflammatoire avait fait dans un laps de temps très court de si rapides progrès, que les chances de guérison avaient diminué de plus de moitié ou disparu presque complétement. Les uns succombèrent à une néphrite qui n'avait pas permis de tenter d'opération chirurgicale; d'autres, portant une pierre volumineuse dans une vessie tout d'un coup rétractée et racornie, furent pris de douleurs si atroces qu'il fallut recourir, sans retard, à la taille; d'autres enfin, chez lesquels la lithotritie parut encore praticable, conservèrent des catarrhes de vessie après l'extraction des derniers fragmens de pierre. Un certain nombre guérit, mais après un traitement plus long et plus pénible qu'il ne l'eût été si l'on avait pratiqué l'opération de bonne heure.

La suspension de la douleur et des autres symptômes pendant le traitement alcalin peut bien tenir à la formation d'une couche d'urate de soude, ou d'un urate double de soude et d'ammoniaque sur la surface du calcul. Il semble, en effet, que ces deux sels, d'apparence soyeuse et gélatineuse au moment de leur formation, soient moins irritans pour la muqueuse vésicale que la surface rude des calculs qu'ils ont enveloppés. Peut-être encore, pour quelques-uns, cette amélioration n'est-elle que l'effet d'une modification passagère des organes par le traitement, modification analogue à celle que produit dans nos diverses maladies tout médicament nouveau qui soulage et améliore en apparence, alors que l'affection demeure stationnaire ou même fait des progrès.

Mais il est une autre cause de la cessation de la douleur sur laquelle il importe d'autant plus d'être prévenu, que son ignorance peut amener à de fâcheuses conséquences; cette cause, la voici: très-souvent le contact prolongé de la pierre donne lieu à l'engorgement de la prostate ; des portions de cet organe se développent en arrière du col de la vessie et s'opposent à l'évacuation complète de l'urine ; celle-ci, interposée entre le calcul et les parois du réservoir, empêche le contact immédiat de la muqueuse sur la surface du calcul ; de là absence de ces douleurs qui suivent ordinairement l'émission des dernières gouttes d'urine, et qui sont dues au frottement et à la pression de la muqueuse appliquée contre la surface des calculs à sec dans la vessie. Mais, après quelque temps, cette portion d'urine non évacuée finit par s'altérer ; elle irrite la vessie, enflamme les uretères et les reins, et des désordres graves, que l'extraction du corps étranger ne saurait toujours guérir, éclatent dans tout l'appareil urinaire. Les symptômes de la fièvre pernicieuse qui accompagne les résorptions purulentes, ou bien encore un état adynamique, se déclarent, et le malade succombe à une affection qu'on a la douleur de ne pouvoir combattre, parce qu'on l'a méconnue ou négligée.

L'altération des tissus, que nous avons représentée comme la conséquence forcée du contact des concrétions urinaires, est ordinairement en rapport avec la nature chimique de ces derniers. Les plus inoffensifs de tous sont les calculs muraux formés d'oxalate de chaux, sel sur lequel les carbonates alcalins ont peu de prise ; on a peine à comprendre cette longue innocuité, lorsqu'on songe que ces calculs ont une surface mamelonnée couverte d'aspérités ; cependant, c'est un fait que confirme tous les jours l'observation. Les calculs phosphatiques, au contraire, de consistance molle, et à la surface lisse et unie, se compliquent presque toujours d'un catarrhe de vessie, d'une altération de la prostate, d'une affection des reins. Les calculs d'acide urique, plus inoffensifs que les premiers, moins que les seconds, tiennent le milieu entre les uns et les autres.

Cette différence n'étonnera pas, si l'on réfléchit que la prédominance et la séparation de ces diverses espèces de sels sont elles-mêmes la conséquence de l'âge, de la constitution, de la santé générale et de l'état pathologique des organes urinaires. Ainsi, les calculs d'oxalate de chaux sont l'apanage de l'enfance et de la jeunesse ; les phosphates, au contraire, se déposent chez les vieillards et chez les personnes de tout âge, dont la constitution est affaiblie *et les organes urinaires altérés*. C'est pour cela qu'il ne manque jamais d'arriver, après un temps plus ou moins long, qu'aux diathèses oxaliques et uriques succède la diathèse phosphatique, et, avec elle, la douleur vive, les besoins fréquens d'uriner, les urines muqueuses et purulentes ; puis, plus tard, l'érosion de la vessie avec les hémorrhagies qu'elle détermine, les abcès dans la prostate avec les résorptions purulentes ; et, plus souvent encore, la néphrite et ses funestes conséquences.

Cette prédominance et cette déposition des phosphates, le traitement alcalin par absorption à haute dose peut-il la favoriser ou l'empêcher ?

A cette grave question, la théorie répond oui ; tandis que l'expérience sur l'homme vivant répond oui et non, suivant les individus et la période de la maladie. *On sait que les phosphates terreux sont tenus en dissolution dans l'urine par des acides en excès; si l'on sature ces acides par un alcali, les phosphates doivent se précipiter:* voilà ce que dit la théorie ; voilà ce que montre l'expérience faite dans des vases inertes sur de l'urine. Voilà ce qui devrait se passer dans la vessie de toutes les personnes qui prennent des carbonates alcalins, et ce qui n'a pas lieu, du moins pendant quelque temps ; les urines, au contraire, deviennent plus claires d'abord. Cette différence d'effet, je ne saurais l'expliquer ; probablement l'influence du principe vital réagit d'une manière encore inconnue pour dénaturer et retarder l'action purement chimique, à moins que ce résultat ne soit tout simplement produit par l'abondance plus grande des boissons ; car l'eau bue en quantité rend aussi l'urine plus claire et fait disparaître le dépôt muqueux ; mais, à la longue, les organes enflammés modifient leurs sécrétions, et la déposition des phosphates a lieu d'autant plus abondante et plus rapide, que c'est ordinairement lorsque l'urine est alcaline qu'elle se produit. Il faut bien que cela soit ainsi, puisque presque toutes les pierres qui ont séjourné dans la vessie pendant un traitement alcalin longtemps prolongé sont recouvertes d'une couche de phosphate. Lors même que le calcul formé d'acide urique ou d'urate d'ammoniaque aurait subi un commencement d'altération ; lors même qu'il aurait diminué de volume ; à partir du moment où survient avec l'état inflammatoire des organes la prédominance des phosphates dans l'urine, on peut assurer que la persistance dans le traitement alcalin ne peut être que nuisible, la santé finit par éprouver un délabrement profond ; les traits de la figure se gripent et prennent une expression de souffrance habituelle ; la peau perd sa coloration et devient blafarde ; les facultés digestives diminuent et se perdent, l'énergie morale et l'intelligence éprouvent aussi de l'affaiblissement, la fièvre lente s'allume et la soustraction du calcul bien souvent ne peut plus empêcher la mort d'avoir lieu. A l'ouverture du corps on trouve ordinairement une maladie des reins.

Puisque la théorie, d'accord avec des faits nombreux, s'élève contre la persistance immodérée dans le traitement alcalin à haute dose, pourquoi chercher à le soutenir en tenant compte seulement des observations qui lui sont favorables, passant les autres sous silence, ou du moins cherchant à les atténuer par des explications forcées ou de prétendues modifications nées de circonstances étrangères.

Ce tort, il est vrai, n'est pas commun à tous les médecins d'eaux minérales ; à Vichy même M. Prunelle apporte dans l'administration de ces eaux beaucoup de prudence et de réserve. M. Noyer, médecin de l'Hôpital, nous a fait connaître son opinion et celle que professait Lucas à qui Vichy doit une bonne partie de sa renommée : « L'usage abusif des eaux, disait-il, est » plus dangereux qu'on ne pense, elles donnent un coup de » fouet à la vie, mais elles usent bien vite les organes. On



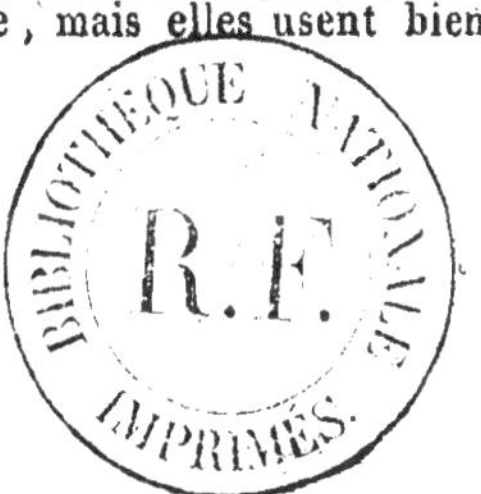

» compte les succès et jamais les revers. » Je ne doute pas que M. Petit lui-même, lorsque son enthousiasme sera refroidi, renonce aux effroyables doses d'eau minérale qu'il fait avaler à ses malades, car si je combats ses théories, si je blâme l'application qu'il en fait, je suis loin de m'associer aux attaques de M. Civiale contre son caractère et ses convictions : lorsque cet opérateur parle d'industrialisme, d'annonces dans les journaux et de livrets publiés chaque année au printemps, il oublie la parabole de l'Evangile de la paille et de la poutre, ou la double besace de La Fontaine, car lui, ce ne sont pas des livrets mais des livres que lui produisent à la même époque ses collaborateurs : M. Ségalas, du moins, n'oublie pas, lui, qu'il doit à la *réclame* tout ce qu'il est, et dans sa polémique, il ménage le sein qui l'a nourri. Mais laissons de côté les hommes et revenons aux faits.

Nous avons dit que les alcalins agissent moins sur les sels des calculs que sur le mucus par lequel ils sont unis ; il résulterait de là que la désagrégation des phosphates devrait être encore plus prompte que celle des concrétions d'acide urique, puisque les premiers sont unis par un mucus moins plastique et plus abondant ; pourtant cette action est encore bien lente ; nous voyons en effet, dans les expériences de M. Petit, que des calculs phosphatiques, après un mois et plus d'immersion continuelle, n'avaient pas perdu la moitié de leur poids et le cinquième de leur volume. Si la disgrégation est lente dans les vases inertes où l'immersion est continuelle, à plus forte raison elle doit l'être dans la vessie humaine ; et si l'on ne fait parvenir les alcalis que par la voie indirecte, c'est-à-dire par les boissons et les bains, la difficulté devient plus grande encore ; car avant de ramollir, de gonfler, de dissoudre le mucus de la pierre, les carbonates alcalins doivent d'abord faire cesser le catarrhe et empêcher la formation des mucosités qu'exhale ou sécrète en abondance la muqueuse vésicale enflammée, mucosités qui se déposeraient sur les pierres plus rapidement que le médicament ne les détruit : or, à moins de se placer au point de vue homœopathique, l'on ne peut guère l'espérer lorsque l'on voit des catarrhes de vessie apparaître à la suite du traitement à haute dose.

---

Lorsque la diathèse phosphatique étant développée, l'on persiste dans l'administration des carbonates alcalins à l'intérieur, alors on trouve fréquemment dans les calculs deux autres sels : l'urate et le carbonate de chaux. L'existence du carbonate de chaux dans les concrétions urinaires a été signalée par Berzélius, mais regardée par lui comme très rare ; tandis qu'on le rencontre dans les sept dixièmes des calculs des personnes soumises pendant un temps un peu long au traitement à haute dose : c'est ce qui résulte de faits relatés dans ma première lettre à l'Académie de médecine. *Sur trente-un malades que j'ai opérés pendant les six premiers mois de l'année* 1839, *il s'en est trouvé neuf qui avaient fait usage des alcalis, et l'analyse a démontré du carbonate de chaux dans six calculs*. Depuis cette époque, la continuation des mêmes recherches a produit les mêmes résultats.

La pierre de M. Loiseleur-Delongchamps, dont je parlerai tout à l'heure, contient du carbonate de chaux ; celle de M. le docteur Martinet, de la Creuse, en renferme bien plus encore. Un calcul extrait l'an passé, par un autre opérateur, en a présenté à l'examen de M. Pelouze une proportion énorme.

Comment s'empêcher de voir, dans la formation si fréquente d'un sel ordinairement rare dans les calculs, l'influence du traitement alcalin ?

Le dépôt de carbonate de chaux n'a rien de bien surprenant ; d'abord il existe dans l'eau de Vichy, ainsi qu'on peut s'en assurer en la faisant bouillir ; or, nous savons que l'action des reins dans la sécrétion urinaire produit des effets semblables à ceux de l'ébullition, puisque dans ces deux cas le bicarbonate de soude est ramené à l'état de sous-carbonate. Mais ce n'est pas ainsi probablement qu'il se produit, car on le retrouve dans les pierres des malades qui ont pris non les eaux de Vichy, mais le bicarbonate de soude seul. C'est le calcul lui-même qui en fournit les élémens ; une petite portion du phosphate de chaux nouvellement formée est décomposée par le carbonate de soude, et de l'échange des bases il résulte un phosphate de soude soluble et un carbonate de chaux insoluble. L'époque avancée de la maladie à laquelle le carbonate se dépose, sa présence constante à la superficie sur une couche plus ou moins épaisse de phosphate, montrent que les choses doivent se passer ainsi : quant à la réalité de cet échange de base, on peut s'en convaincre en laissant macérer, comme nous l'avons fait M. Mathiessen et moi, des portions d'os dans une solution de carbonate de soude.

Si j'imitais l'exagération des ultra-dissolutistes, je dirais que le traitement alcalin *non seulement produit l'augmentation des calculs par l'addition de couches nouvelles, mais encore qu'il donne lieu à leur formation* ; du moins j'ai des faits qui semblent le prouver ; d'autres, moins réservés, diraient peut-être, qui le prouvent.

*Quatorzième fait.* — Déjà, dans la préface de mon Histoire de la Lithotritie, j'ai rapporté l'observation de M. Gay, auquel j'avais enlevé par le broiement une pierre d'acide urique et de phosphate triple ; ce malade redevenait calculeux chaque fois qu'il faisait usage des eaux alcalines, et, ce qui est plus caractéristique encore, ses pierres alors étaient formées de phosphate et de carbonate de chaux ; quatre fois dans l'espace de quinze mois, des graviers de cette nature se sont produits et ont été extraits, et, depuis deux ans que M. Gay ne prend plus ni eaux de Vichy, ni bicarbonate de soude, ils n'ont plus reparu.

Voici deux autres exemples qui ont pour sujet des membres de l'Académie de médecine :

*Quinzième fait.* — M. le professeur Sanson avait depuis quinze mois une rétention d'urine causée par un engorgement de la prostate. Le mauvais état de l'estomac, qui donnait lieu à des rapports acides et à une sorte de pyrosis, l'engagea à prendre l'eau de Vichy; il en but cinquante bouteilles dans l'espace de deux mois; six semaines après, les besoins d'uriner, qui d'ordinaire ne se faisaient sentir que toutes les quatre heures, se renouvelèrent d'heure en heure; les mouvemens de la voiture devinrent pénibles; des mucosités se montrèrent dans l'urine; j'explorai la vessie, et je trouvai une pierre dont je fis l'extraction par la lithotritie; je fis l'extraction, dis-je, car la rétention d'urine me faisait une nécessité d'enlever artificiellement le détritus. Depuis deux ans bientôt, la pierre ne s'est pas reproduite, cependant la rétention d'urine persiste et les conditions de la santé générale sont pires qu'auparavant, puisqu'une paraplégie a frappé cet habile chirurgien, et, tout en lui laissant l'intégrité de son intelligence et de son jugement, le prive depuis dix mois de tout exercice.

*Seizième fait.* — Le second exemple a trait à M. le docteur Loiseleur Delongchamps : ce savant naturaliste éprouvait depuis plusieurs années des besoins fréquens d'uriner accompagnés d'efforts et de douleurs; en le sondant je reconnus que le quart seulement du liquide contenu dans la vessie était évacué; la dernière partie qui sortait par la sonde entraînait avec elle une cuillerée à café environ de sable rouge, d'acide urique accumulé au bas-fond; il n'y avait point de pierre; j'engageai M. Loiseleur Delongchamps à vider sa vessie trois fois par jour avec une sonde en gomme à courbure fixe et sans mandrin, ce qu'il faisait sans douleur; après cette évacuation, le besoin d'uriner ne se renouvelait plus qu'au bout de cinq à six heures. Dans le but de combattre la formation de l'acide urique, M. Delongchamps prenait du bicarbonate de soude à la dose de 2 à 4 grammes, et de temps en temps un bain dans lequel on faisait dissoudre 250 grammes de bicarbonate de soude; au bout d'un an et demi les sympômes d'un calcul s'étant manifestés, une exploration fut faite de concert avec M. Bérard, et nous trouvâmes une pierre; je la brisai et en fis l'extraction artificielle : je triturai et enlevai en outre une tumeur prostatique assez grosse développée sur le col de la vessie. Je ne raconterai pas les circonstances qui ont accompagné cette opération et l'ont rendue difficile, M. le docteur Deville s'est chargé de les recueillir et de les exposer dans la *Gazette médicale*; je dirai seulement que les débris de la pierre étaient formés d'acide urique qui y entrait pour un quart, de phosphate triple de chaux, d'ammoniaque, de magnésie et de carbonate de chaux.

*Dix-septième fait.*— M. Brahaubant, de Tarbes, fut débarrassé par moi, au commencement de 1839, d'un calcul donnant 28 lignes d'écartement aux branches du lithotribe; l'opération, comme on le pense, fut longue et laborieuse; cependant elle réussit. Pendant quinze mois le malade jouit d'une santé parfaite : je lui avais conseillé de prendre, une semaine sur deux, le bicarbonate de soude à la dose de 3 à 4 grammes par jour, ce qu'il fit assez régulièrement. La nature de la pierre formée d'acide urique, et le dépôt d'un sable rouge dans l'urine, à l'époque du départ pour les Pyrénées, m'avaient engagé à conseiller l'emploi de ce médicament comme préservatif. Vers le mois de mai 1840, M. Brahaubant ressentit de nouveau les symptômes de la pierre ; il vint à Paris au mois de décembre, et je trouvai avec la sonde un corps étranger que j'annonçai devoir être friable et d'apparence plâtreuse ; je l'écrasai, en effet, par la seule pression de la main, et j'en opérai la destruction complète en sept séances. M. Pelouze, qui visita M. Brahaubant et reçut de sa bouche les détails précédens, a trouvé la pierre formée de phosphate ammoniaco-magnésien.

*Dix-huitième fait.* — M. Lévier, de Paris, avait reçu les soins de divers chirurgiens pour des rétrécissemens de l'urètre. Plusieurs fois des cautérisations avaient été faites au moyen du procédé de Ducamp, si propre, comme je l'ai démontré ailleurs, à transformer des coarctations légères et de simples brides en rétrécissemens longs, calleux, inguérissables. Le nitrate d'argent avait même été appliqué sur le méat urinaire par M. Ségalas ; il avait, comme à l'ordinaire, rétréci cette ouverture. La gêne de l'émission de l'urine durait depuis une douzaine d'années, et le malade y remédiait par l'introduction de la sonde.

Pendant les années 1837-38-39 il prit, d'après le conseil d'un médecin, du bicarbonate de soude a la dose de 2 à 4 grammes ; l'urine alors devint de plus en plus muqueuse, les besoins de l'évacuer de plus en plus fréquens et accompagnés de douleur. M. Dubouchet, consulté, trouva un calcul dans la vessie ; il me fit appeler pour pratiquer la lithotritie. La vessie ne se vidait qu'imparfaitement (au tiers environ). Il me fallut extraire artificiellement le détritus avec un petit lithotribe à cuiller ; l'analyse montra que le calcul était formé de phosphate ammoniaco-magnésien.

*Dix-neuvième fait.* — M. le comte D... vint à Paris au commencement de 1839, avec les symptômes de la pierre. Il consulta M. Récamier, qui l'engagea à se faire sonder, et lui indiqua les noms de deux chirurgiens ; j'étais l'un de ces deux. Ce fut chez mon confrère que M. le comte D... se rendit d'abord : l'exploration de la vessie fut faite, et la pierre ne fut pas rencontrée. Le lendemain je fus appelé, et je trouvai un calcul du volume d'une noix. La prostate, volumineuse, empêchait la vessie de se vider. Je pratiquai le broiement, et j'enlevai artificiellement le détritus avec le lithotribe évacuateur à cuiller. Comme le malade se rendait en Suisse après sa guérison, je lui conseillai de prendre les eaux alcalines d'Evian sur le bord oriental du lac de Genève, et je lui recommandai bien de vider sa vessie avec une sonde de gomme plusieurs fois par jour. M. D... prit les eaux ; il négligea la dernière recommandation, et, au commencement de 1840, il vint me trouver avec une pierre formée de phosphate triple et d'un peu de carbonate de chaux.

*Vingtième fait.* — Dans ma première lettre à l'Académie, j'ai rapporté l'histoire de M. Landoire, qui, ayant été opéré de la pierre une première fois, redevint calculeux après avoir pris pendant quatre ans les eaux de Vichy et de Contrexeville.

*Vingt-unième fait.* — Je citerai enfin le cas de M. Berchon, octogénaire, propriétaire à Pougues, qui, depuis vingt ans et plus, faisait usage, à doses minimes, il est vrai, des eaux alcalines gazeuses, et de la vessie duquel j'ai extrait, après les avoir broyées, une douzaine au moins de pierres grosses comme des noisettes. Les fragmens, placés ensuite par M. Berchon dans cette même eau de Pougues, se sont parfaitement dissous.

Voilà, depuis peu de temps, huit exemples qui se sont offerts à moi de pierres développées, je ne dirai pas sous l'influence du traitement alcalin, ce serait trancher la question, mais pendant que les malades y étaient soumis. Il est à remarquer que deux d'entre eux ne pouvaient expulser sans la sonde une seule goutte d'urine ; que trois autres n'en rendaient que le quart. Cette rétention prolongée, dont nous avons fait connaître la cause ordinaire, modifie toujours plus ou moins la nature de l'urine, parce que la portion de ce liquide non évacuée s'altère et détermine une inflammation de vessie, qui s'étend aux uretères et aux reins, et conduit à l'altération des fonctions de ces organes.

Il me semble donc que sans m'écarter de la réserve que je me suis imposée, il m'est permis de dire qu'un traitement alcalin par absorption n'est plus seulement inefficace, mais encore qu'il est contraire aux personnes dont la vessie ne se vide pas complétement, et dont l'urine est alcaline, neutre ou très peu acide.

Il résulte de tout ce qui précède que le traitement alcalin par absorption ne doit point être administré d'une manière empirique : il demande la connaissance préalable de la nature des calculs et surtout l'appréciation de l'état des organes urinaires. Dans les cas même les plus favorables, il importe de ne pas le prolonger trop long-temps, car il arrive tôt ou tard un moment où il peut devenir funeste.

---

Personne ne songe aujourd'hui à mettre en doute l'utilité des alcalis contre la *gravelle rouge* formée d'acide urique ou de ses composés : tout le premier je les prescris, et pourtant je pense qu'il n'est pas hors de propos de faire observer que ses effets ne sont pas les mêmes sur tous les graveleux.

Chez les uns, cet acide, qui se cristallisait et se précipitait sous forme de gravier ou de sable, ne se montre plus dans l'urine pendant l'usage des alcalis ; chez d'autres, on observe tout le contraire. Ainsi, on voit à toutes les sources alcalines de prétendus graveleux qui, pendant tout le temps de leur séjour, expulsent en quantité du sable et des graviers, et hors de là n'en rendent pas un atome. Tous applaudissent à l'effet des eaux, pensant que le sable et le gravier qu'ils rendent étaient accumulés dans leurs reins et leur vessie, et que, par conséquent l'expulsion ne peut qu'en être favorable. Il est inutile de dire que les choses ne se passent point ainsi, et tout homme qui a la moindre connaissance physiologique le comprendra facilement. Il n'est pas douteux que chez ces personnes la présence du sable et des graviers ne soit le résultat d'une séparation récente, et de formations successives dues à l'influence des eaux alcalines. « On voit, dit M. Prunelle, médecin de Vichy, dans une lettre à l'Académie de médecine, des graveleux rendre des graviers pendant si longtemps et en quantité telle, que si tous ces graviers étaient le produit d'une même et unique opération, il faudrait supposer aux cavités qui les contiennent une capacité égale à celle de l'estomac. » L'explication de ces résultats opposés nous échappe, car nous ne connaissons pas assez le mécanisme de nos sécrétions pour prétendre apprécier les causes des différences nombreuses qu'elles présentent et des changemens rapides qu'elles subissent. Expliquez donc comment la vue de certains mets fait chez certaines personnes passer subitement la salive de l'état d'acidité à l'état alcalin et *vice versâ*.

Si on exigeait cependant une théorie de cette action des alcalis sur les graveleux, on pourrait hasarder la suivante : l'acide urique tenu en dissolution dans l'urine s'y trouve associé à des bases auxquelles il adhère peu, car il les cède aux acides les plus faibles, même à l'acide carbonique. Il se peut que, mis en liberté, il se précipite, tandis que la soude des carbonates, se trouvant en présence de deux autres acides libres plus énergiques, savoir, l'acide lactique et l'acide acétique, se combine avec eux ou avec l'un des autres acides mis en liberté par le fait de la décomposition des sels contenus dans l'urine, tels que les sulfates de potasse et de soude, les phosphates de chaux, d'ammoniaque et de magnésie, le chlorhydrate ou le lactate d'ammoniaque. Lorsqu'un sel est mis en présence de tant d'élémens complexes, et qu'aux réactions chimiques se joint l'action puissante d'un agent invisible et mystérieux, le principe vital, on comprend la difficulté de dire ce qui se passe exactement, et encore moins de suivre et d'analyser les combinaisons. Mais, n'importe l'explication, le fait existe ; je dis donc qu'il y a formation de gravelle chez un certain nombre de malades soumis au traitement alcalin, et que c'est un résultat digne de sollicitude et d'une sérieuse attention. Cela nous montre que si nous possédons des moyens précieux de traitement contre la gravelle, ils sont bien loin d'être toujours efficaces et d'agir d'une manière constante. Voilà donc un point de thérapeutique qui réclame de nouvelles recherches.

Quant à la durée de l'effet des alcalis sur l'économie, je ferai la même observation : parmi les personnes qui en prennent, il y en a dont l'urine reste alcaline pendant un temps assez long ; d'autres, au contraire, chez lesquelles ce liquide redevient immédiatement acide. Je citerai deux personnes de la Havane, qui, pensant avoir la pierre, vinrent me consulter : elles avaient seulement une gravelle rouge. Je les envoyai à Vichy, où elles prirent les eaux pendant l'été de 1839, sous la direction de M. Petit : pendant tout leur séjour, l'urine se maintint fortement alcaline, et le lendemain de leur arrivée à Paris, après deux jours de suspension, une pleine cuillerée à café de sable rouge était déposée au fond des vases de nuit. Je citerai encore M. Giraud, de Paris; il avait passé également à Vichy la saison de 1839; son urine avait été alcaline pendant tout son séjour, et le lendemain de son arrivée à Paris, il fut pris de colique néphrétique, à la suite de laquelle il rendit un petit gravier d'acide urique pur sans aucune altération à la surface.

On voit, par ce que je viens de dire, qu'il ne nous est pas aussi facile qu'on le suppose de modifier à notre gré la sécrétion urinaire, bien qu'elle soit en apparence la plus simple et la plus grossière de nos sécrétions. Il reste maintenant à étudier quelles sont les idiosyncrasies individuelles qui exercent sur elle une influence, et à préciser les caractères auxquels il sera possible de les reconnaître.

Il est manifeste que le problème de la dissolution des calculs n'est point encore résolu par le traitement alcalin indirect, et qu'un remède vraiment lithontriptique est encore à trouver. Il est fâcheux que la réalisation de cette espérance, si souvent reproduite soit encore ajournée; mais le plus sûr moyen d'y arriver, c'est de montrer qu'elle n'a point eu lieu, afin que l'on ne soit point détourné d'en poursuivre la recherche.

Cependant, je pense que dans un certain nombre de circonstances le traitement alcalin par absorption peut être utile. A cet égard, ma conviction, n'a point varié depuis que je m'occupe du traitement des calculs urinaires. Pour en donner la preuve, je terminerai ce chapitre en reproduisant un passage de mon livre sur les moyens de guérir de la pierre. (In-8°, Paris 1825, p. 82.)

» Enfin, il est des médecins qui, tenant le milieu entre ces opi-
» nions extrêmes, pensent avec justesse que, s'il n'est pas raison-
» nable d'espérer dissoudre des calculs volumineux déjà formés
» par des médicamens pris à l'intérieur, on peut du moins com-
» battre leur développement, en procurer l'issue ou la dissolu-
» tion lorsqu'ils ne sont qu'à l'état de graviers, s'opposer à leur
» accroissement, rendre leur présence supportable et prévenir
» leur retour. »

Troisième point. — *Action directe des dissolvans par les injections et surtout par les irrigations.*

Si l'action indirecte ou par absorption des réactifs est d'une application difficile et incertaine par l'impossibilité où nous sommes de calculer et de diriger à notre gré les sécrétions, il n'en est pas de même de l'action directe ou par injection, et mieux par irrigation. C'est là une idée qui n'est pas nouvelle, car il y a un siècle, Langrish, Campbell, Butler injectaient l'eau de chaux dans la vessie pour dissoudre les pierres, et Rutherford, par des injections de même nature faites soir et matin pendant quatre mois, guérit (du moins il l'assure) un montagnard écossais d'un volumineux calcul, à l'hôpital d'Edimbourg,

Pour rendre plus rapide encore l'action de l'eau de chaux, Halles imagina un appareil qu'il décrit de la manière suivante : « Je fis » faire à un ingénieux artiste une sonde creuse, dont la cavité » était divisée longitudinalement par une même cloison en deux » tubes, dont les extrémités s'écartaient l'une de l'autre. J'avais » ajusté à l'un de ces tubes une trachée-artère d'oie ou l'urètre » d'un bœuf, lequel, à l'aide d'un tuyau de verre, recevait la li- » queur qui coulait d'un grand vase placé à 3 pieds au-dessus de la » sonde creuse. Ainsi, la liqueur passait par un des tuyaux de la » sonde dans la vessie, et après y avoir circulé, elle sortait par » l'autre tuyau. » (*Statique des Animaux*, p. 163. Paris, 1740.)

M. J. Cloquet inventa de nouveau la sonde à double courant, tombée dans l'oubli, et il s'en servit pour faire des expériences de dissolution sur les calculs avec de l'eau distillée, dont l'action s'est trouvée trop peu énergique. Fourcroy et Vauquelin, qui ont fait des recherches nombreuses au sujet de la dissolution des calculs, avaient indiqué pour les pierres d'acide urique, une lessive légère de potasse ou de soude ; pour les pierres formées de phosphate, l'acide chlorhydrique étendu, et pour celles d'oxalate de chaux, l'acide nitrique également très étendu. Malgré l'autorité de ces noms illustres, aucune tentative d'application à l'homme ne fut faite jusqu'à ces dernières années.

J'ai depuis long-temps reconnu et signalé les avantages que l'on peut retirer des injections dissolvantes et surtout des irrigations continues. Voici comment je m'exprimais en 1825 à ce sujet.

« Si des réactifs faibles introduits en petite quantité dans la » vessie pendant un temps limité exercent sur les calculs qui s'y » trouvent contenus une action assez marquée, la dissolution » doit être opérée plus rapidement lorsque le liquide dissolvant » arrive dans la vessie par un courant continu, et si, au lieu de » quelques onces, on a fait circuler dans cet organe plusieurs » pintes dans un instant très court. »

« La sonde à double courant, ajoutais-je, pourrait être em- » ployée avec avantage lorsque la pierre est peu volumineuse ; » elle doit, ce me semble, toujours être mise en usage lorsque » la pierre est adhérente à la membrane muqueuse, lorsqu'elle » est enchâtonnée ou contenue dans une cystocèle, lorsqu'il » n'existe dans la vessie que des graviers. Enfin, si cette méthode » cause trop de lenteur pour être employée seule lorsque le cal- » cul est d'un volume médiocre, elle peut du moins servir de » complément au brisement mécanique, entraîner la poussière, » atténuer les fragmens et déterminer leur issue. Son emploi est » ordinairement sans danger et sans douleur. » (*Exposé des moyens de guérir de la pierre*, pag. 90. Paris, 1825.)

En 1839, alors que je demandais avec le plus d'instance les preuves de la prétendue efficacité du traitement par absorption à haute dose, mes idées sur la supériorité de l'action directe étaient toujours les mêmes ; car voici comment je m'exprimais, p. 35 de la préface de mon *Histoire de la Lithotritie* : « L'action des carbonates alcalins serait plus puissante, plus facile à diriger, moins souvent détruite ou dénaturée par l'influence de l'estomac, des poumons et des reins, si des irrigations continues de solutions alcalines étaient faites dans la vessie avec la sonde à double courant ; *si l'on arrive à dissoudre des calculs urinaires, c'est surtout, peut-être même seulement par ce procédé que l'on pourra y parvenir.* (P. 35, in-8°, 1839.)

Mes premiers essais d'irrigation eurent lieu sur des malades dont l'état s'opposait à toute tentative de manœuvre chirurgicale. J'en ai cité un exemple dans ma première lettre à l'Académie. Il n'est pas étonnant que les résultats obtenus sur des malades en pareille condition n'aient pas été satisfaisans ; mais, depuis, j'ai fait de nouveaux essais sur des calculeux dont l'état présentait les chances les plus favorables au succès des irrigations ; c'est-à-dire que j'ai opéré dans des vessies saines, non catarrhales, sur des pierres de nature connue, formées d'acide urique, préalablement divisées par la lithotritie, et par conséquent offrant simultanément toutes leurs couches à l'agent dissolvant.

En même temps que je faisais ces tentatives avec le bicarbonate de soude, j'avais engagé M. le docteur Londe, qui se proposait d'aller en 1839 passer à Vichy la saison des eaux, à se livrer, si l'occasion s'en présentait, à des expériences semblables avec l'eau des divers puits ; il avait pris connaissance de l'appareil propre à cet usage, et de la manière de le faire fonctionner, manœuvre qui, du reste, est tellement facile, qu'après une seule leçon les malades eux-mêmes peuvent s'en servir. Notre but était de voir si les irrigations d'eau de Vichy, contenant des sels divers, auraient plus ou moins d'action sur les calculs que la simple dissolution artificielle de bicarbonate de soude. Confiant dans l'efficacité du traitement par les boissons et les bains, M. Petit n'avait pas jusque-là jugé utile de se livrer à ce genre d'expérimentation, ou peut-être la multiplicité de ses occupations, pendant son séjour à Vichy, l'en avait-elle empêché. Malheureusement M. Londe rencontra des obstacles à l'accomplissement de nos projets, et il revint à Paris sans avoir pu tenter les épreuves comparatives dont nous étions convenus.

Au mois d'avril 1840, je portai devant l'Académie des sciences la question de la dissolution des calculs urinaires ; elle chargea MM. Gay Lussac et Pelouze de l'examiner, et, depuis lors, M. Pelouze n'a pas cessé de la suivre et de l'étudier. J'ai fait plusieurs fois sous ses yeux, sur des malades, des irrigations tantôt alcalines, tantôt acides. Je vais dire en peu de mots leur histoire.

*Vingt-deuxième fait.* — M. Potier, âgé de soixante-treize ans, dont toute la vie s'était écoulée dans les bureaux d'une administration, souffrait en urinant depuis deux ans, lorsqu'il vint se confier à mes soins ; la pierre avait quatre centimètres de diamètre ; je la saisis sans difficulté, malgré le gonflement de la prostate, qui empêchait l'inclinaison de la sonde à droite et à gauche ; cet engorgement chronique passa à l'état aigu à la suite de l'opération, et amena quelques accidens produits, comme cela arrive souvent, par le retentissement sur les reins de l'irritation éprouvée par le col de la vessie. J'ai déjà décrit les symptômes de ces inflammations, qui viennent parfois entraver la marche de la lithotritie. J'y reviendrai ailleurs, car ce sujet mérite toute l'attention des chirurgiens. Je suspendis l'opération, et comme je craignais de voir les accidens se reproduire par les manœuvres de la lithotritie, je proposai les irrigations continues : M. le docteur Truchon, gendre du malade, partagea cet avis. Dans chaque séance, dix à douze litres d'eau tenant en dissolution 125 grammes de bicarbonate de soude, passèrent dans la vessie. Dix irrigations ayant été pratiquées, je voulus savoir où en était la dissolution ; j'introduisis le lithotribe, et je broyai plusieurs gros fragmens ; des débris furent expulsés immédiatement, et M. Pelouze, présent à l'opération, s'assura qu'ils n'offraient aucune trace d'altération ; alors je continuai la lithotritie sans voir se renouveler les accidens qui m'avaient d'abord alarmé. Aujourd'hui, le malade est guéri. Ici l'absence totale d'action sur les fragments d'une pierre d'acide urique mérite d'être notée : j'ignore quelle en peut être la cause.

*Vingt-troisième fait.* — M. Duchaussoy, sexagénaire, portait dans la vessie, depuis plusieurs années, une pierre volumineuse; il entra vers le commencement de 1840 à la Maison de Santé (faubourg Saint-Denis). M. Monod pratiqua la lithotritie : dix à douze séances avaient eu lieu fructueusement ; mais le malade trouvant que la destruction du calcul ne marchait pas assez vite, quitta Paris, et fut passer quelques mois dans son pays ; son état, comme on peut le supposer, ayant empiré pendant cette suspension, il revint, et me demanda de terminer l'opération. Avant d'y procéder, je lui proposai de tenter les effets des irrigations alcalines ; le malade y ayant consenti, je me mis en mesure de constater le volume des plus gros fragmens autant que je le pourrais. Je reconnus avec la sonde qu'il restait un seul morceau de moyenne grosseur : je le saisis à deux reprises en présence de M. Pelouze, entre les deux branches du lithotribe ; il donnait 14 millimètres d'écartement la première fois, 10 la seconde ; je le lâchai sans en tenter le broiement, et je commençai immédiatement les irrigations à l'aide de la sonde de gomme à double courant. Il y en eut 14 de faites en 20 jours ; on les suspendait de temps en temps pour éviter l'irritation qu'elles peuvent déterminer. Chaque irrigation faisait arriver dans la vessie quatorze litres de liquide tenant en dissolution 250 grammes de bicarbonate de soude en dissolution ; par conséquent la somme totale des irrigations porte à 7 kilog. la quantité de sel mis en contact avec le calcul. Après cette épreuve, qui paraissait bien suffisante pour produire des effets, je saisis de nouveau le morceau de pierre en présence de M. Pelouze, et il offrait 15 millimètres sur 12. Je le broyai, car l'irrigation semblait depuis quelques jours augmenter le catarrhe vésical et la douleur. Quelques jours après, j'achevai de le détruire.

Ce fragment, comme on peut le voir, n'avait pas diminué de volume ; il semblait, au contraire, qu'il eût augmenté, ce qui pouvait tenir, soit au boursouflement du mucus interposé entre les molécules de la pierre, premier effet de l'irrigation pratiquée avec une solution alcaline ou même avec de l'eau pure, soit au diamètre suivant lequel les mors de l'instrument l'ont saisi; mais ce qu'il importe de noter, *c'est qu'il était devenu tellement friable, que la pression la plus légère fut suffisante pour l'écraser entre les branches de l'instrument*, tandis que précédemment il avait fallu faire usage du pignon engrénant la crémaillère de la branche mobile. Les débris de cette pierre sont blancs, poreux, celluleux. Je les supposais formés d'urate de soude; mais M. Pelouze, auquel M. D. les a remis, m'a dit qu'ils sont encore formés d'acide urique; probablement le lavage les a privés de la matière colorante qui donne à ce sel, de même qu'à l'oxalate de chaux, tous deux incolores, l'aspect tantôt briqueté, tantôt noirâtre que nous leur voyons dans les calculs urinaires.

*Vingt-quatrième fait.* — J'ai cité dans le premier chapitre, comme un exemple d'inefficacité du traitement par absorption, l'histoire de M. de B..., qui, l'année dernière, passa deux mois à Vichy. Outre les quinze verres d'eau et le bain qu'il prenait chaque jour, dix-huit irrigations d'une demi-heure chacune furent faites par M. Petit; elles fatiguèrent ce jeune homme et augmentèrent le catarrhe vésical. J'ai dit que les portions des débris de la pierre appartenant à la surface étaient lisses et formés de phosphate triple : d'après la théorie de la désagrégation, la nature de cette couche externe ne devait pas être un empêchement à l'action des alcalis. Pour agir avec plus de certitude et aussi pour accélérer la dissolution, M. Petit avait tenté de saisir et de briser la pierre de M. de B...; mais son volume et sa forme l'avaient empêché d'y réussir; cette opération demandait, en effet, une main très exercée. Si elle me fût advenue dans la première période de ma pratique, j'aurais très probablement échoué comme lui.

*Vingt-cinquième fait.* — M. Chokier, de Liége, souffrait depuis un an, lorsque M. le professeur Lavacherie rencontra une pierre avec la sonde, et donna au malade le conseil de venir se confier à mes soins, ce qu'il fit au mois de décembre 1840. La prostate énormément tuméfiée en bas, peu prolongée en haut et en arrière, donnait au bas-fond de la vessie une grande profondeur; des fibres musculaires, réunies en faisceaux, laissaient entre elles des intervalles en forme de cellules; la pierre, ayant un pouce, fut saisie et brisée très facilement. Une seconde séance eut lieu de la même manière, à la suite de laquelle la prostatite chronique, passant à l'état aigu, força de suspendre l'opération. Lorsque je voulus la reprendre, je ne sentis plus de pierre. D'autres chirurgiens, aux mains desquels je remis la sonde, entre autres le docteur Philips, compatriote du malade, ne sentirent rien non plus; pourtant les douleurs en urinant et les autres symptômes persistaient. Pensant que les morceaux brisés du calcul s'étaient enchâtonnés, je fis dans la vessie des injections répétées pour les déloger; mais je n'en obtins rien. J'y substituai les irrigations continues avec de l'eau simple, environ dix litres dans l'espace d'une heure, et loin de fatiguer la vessie, elles calmèrent les symptômes. Après la huitième, j'explorai de nouveau; plusieurs fragmens étaient devenus libres ; ils furent saisis, écrasés et extraits avec le brise-pierre évacuateur à cuillère ; les irrigations furent continuées ; d'autres fragmens se montrèrent ; j'en fis l'extraction de la même manière. L'un d'eux, cependant, paraissait encore retenu entre les faisceaux musculaires ; le brise-pierre ne pouvait le saisir. Je continuai les irrigations, et comme le calcul était composé de phosphate ammoniaco-magnésien, j'ajoutai de l'acide nitrique dans l'eau dans la proportion de deux à trois centièmes, de manière à la rendre acidule. Actuellement, après trente-cinq irrigations, tous les symptômes ont disparu ; plusieurs recherches faites avec la sonde et avec le lithotribe ne m'ont plus rien fait rencontrer dans la vessie ; *il est donc probable que ce dernier débris a été dissous ou désagrégé.*

*Vingt-sixième fait.* — M. Dehu, d'Epernay, me fut adressé au mois d'avril 1841, par M. Landouzy. Il était dans l'état suivant : rétention d'urine complète, qui avait nécessité l'introduction et le séjour des sondes de gomme depuis quinze jours. L'urine était muqueuse purulente, souvent sanguinolente. Je sondai le malade avec une sonde d'argent à *courbure courte et brusque*, et je sentis des incrustations lithiques sur des fongus qui entouraient le col de la vessie. J'introduisis l'instrument de M. Jacobson, modifié ; dès qu'il fut développé et placé en travers, une des tumeurs prostatiques vint se placer dans l'anse; elle fut triturée et extraite en partie sans même que le malade se doutât de ce que je faisais ; des injections entraînèrent le peu de sang qui coula. Je fis cesser l'emploi de la sonde à demeure, et j'appris au malade à introduire une sonde de gomme à courbure fixe, ce qu'il faisait trois fois par jour. Je n'avais pas rencontré de pierre libre dans la vessie, mais les incrustations adhérentes dont j'ai parlé. Je commençai le lendemain les irrigations continues avec la sonde à double courant ; dix litres d'eau environ traversaient la vessie dans chacune d'elles. De deux jours l'un, je les rendais acidules par l'addition de trois centièmes d'acide chlorhydrique. Aussitôt après la première irrigation, M. Dehu put uriner spontanément le quart du contenu de la vessie, et il parvint à mesure que le traitement avançait à la vider presque en entier ( à trente grammes près). A diverses reprises des petites portions de pierre furent expulsées (environ deux grammes) ; l'urine devint limpide *et la sonde exploratrice ne me fit plus rencontrer les incrustations dont j'ai parlé.*

Voici un fait qui me paraît démontrer d'une manière irrécusable la supériorité du traitement direct, ou par les irrigations, sur le traitement par les boissons et les bains :

*Vingt-septième fait.* — Le nommé Jacob, âgé de cinquante-trois ans, fut opéré de la lithotritie, en 1838, à l'hôpital Beaujon. La pierre avait été brisée à plusieurs reprises, lorsque des accidens survinrent qui forcèrent de suspendre l'opération. Lorsqu'ils furent calmés, on résolut de faire un essai du traitement dissolvant sur les fragmens de la pierre de ce malade. Pendant cent trente-cinq jours, on lui fit boire de l'eau de la source des Célestins; puis, la belle saison étant venue, l'administration des hôpitaux l'envoya à Vichy. C'était en 1838. A son retour, il continua de boire de l'eau alcaline. En 1839, nouveau séjour de trois mois à Vichy. En 1840, troisième voyage. Cette fois, M. Petit se décida enfin à essayer les irrigations, que le malade faisait lui-même durant une heure et demie chaque jour. Dans la pensée du médecin, ces irrigations n'avaient pas pour but la dissolution; mais il se proposait, ainsi qu'il le disait dans la relation envoyée à M. Pelouze le 21 mai 1841, « de débarrasser » la vessie du mucus qui séjourne toujours plus ou moins dans » son bas-fond où il forme une sorte d'enveloppe à la pierre, et » la garantit ainsi jusqu'à un certain point de l'action du liquide » dissolvant. » Pendant la durée du traitement, les débris de la pierre furent plusieurs fois saisis avec le lithotribe pour en apprécier le diamètre. Je suppose que, dans ces mesurages, les fragmens ont été pressés avec ménagement; autrement, ramollis comme nous les avons vus dans le fait de M. Duchaussoy, ils se seraient écrasés et nous ne saurions plus quelle part dans la guérison devrait être attribuée à l'action chimique. A la fin de 1840, le malade avait cessé de souffrir, *et la sonde, introduite par plusieurs chirurgiens, n'a plus fait rencontrer de pierre.* Ainsi, pendant trois ans, on chercha vainement par les boissons et les bains à dissoudre des fragmens de pierre; puis on porta directement la liqueur alcaline dans la vessie, et la guérison s'opéra.

Alors même qu'elles n'exerceraient point sur la pierre une action dissolvante assez prompte et assez énergique, les irrigations pourraient encore être utiles, comme on vient de le voir, pour dégager les fragmens de pierre retenus entre les colonnes charnues de la vessie; pour détruire ces incrustations de phosphate que l'on rencontre quelquefois sous l'apparence d'un pavage tapissant une partie de la vessie, et comme je l'ai signalé dès l'année 1825, pour agir sur les pierres enchâtonnées, les ramollir, les diminuer, favoriser par là leur sortie de la cellule et même les dissoudre lorsqu'elles sont petites. C'est surtout lorsque la prostate tuméfiée s'oppose à l'émission de l'urine, empêche la sortie spontanée des fragmens et gêne les mouvemens du lithotribe, que cette espèce de lavage continu rend des services; aussi, l'année dernière, ayant à pratiquer la lithotritie à M. Pasquier, qui se trouvait dans cette condition, je terminai l'opération, de concert avec le docteur Sucquet, par des irrigations continues. Après la troisième, la vessie, qui ne pouvait évacuer spontanément une seule goutte d'urine, se vidait à moitié, et expulsait le peu de débris qui restaient d'une pierre volumineuse et fort dure.

J'ai dit que des petites pierres contenues en grand nombre dans une vessie qui ne pourrait se vider, constitueraient pour la dissolution une réunion convenable de conditions opportunes et d'indications assez positives. Aussi, aurais-je quelque regret de ne les avoir pas essayées dans le fait suivant, si la lithotritie n'avait pas eu un succès aussi complet :

*Vingt-huitième fait.* — M. Barbier, membre de l'Académie de médecine, ancien chirurgien en chef du Val-de-Grâce, était arrivé à soixante-seize ans sans la moindre infirmité ; mais depuis quelques années, il y avait un peu de lenteur dans le jet de l'urine et besoin fréquent de l'évacuer. Au commencement de 1841, il fut pris de rétention d'urine complète ; il réclama mes soins, et je m'aperçus dès le premier jour, avec la sonde de gomme, de la présence de corps étrangers dans la vessie. Lorsque les symptômes produits par la rétention d'urine furent dissipés, je fis le cathétérisme avec une sonde métallique, et je reconnus plusieurs petites pierres. Ne pouvant compter sur une expulsion naturelle du détritus, je me déterminai à employer le lithotribe évacuateur, avec lequel je broyai deux ou trois petits calculs extrêmement durs, gros comme des noisettes, dont j'enlevai les morceaux au nombre de 90, et *avec eux* 282 *petites pierres entières* d'acide urique. Dans le nombre, il y en avait qui ne dépassaient pas en grosseur une tête d'épingle. On imagine facilement avec quelle promptitude un liquide dissolvant, une légère lessive de soude, par exemple, aurait agi sur ces petites concrétions. Ce fait, au surplus, montre quelles sont les ressources de la lithotritie ; c'est une réponse aux adversaires qui prétendent que l'on ne peut arriver à saisir les derniers débris de la pierre. M. Barbier fait dans ce moment des irrigations alcalines avec 5 grammes de bicarbonate de soude par litre d'eau, dans le but d'amener la résolution de la prostate. S'il restait dans la vessie quelques petites pierres, ce que je ne crois pas, elles seraient certainement dissoutes par ce moyen.

Je viens encore d'opérer par la lithotritie un médecin, M. Robin d'Angoulême, chez lequel on aurait pu, avec quelques chances de réussite, employer les irrigations alcalines. Ses pierres, au nombre de dix à quinze, n'étaient pas pour la plupart aussi grosses que des noisettes. Ici encore il m'a fallu enlever artificiellement les débris.

Dans mon travail sur l'engorgement de la prostate, résumé des nombreux mémoires que j'ai lus aux Académies des sciences et de médecine pendant les premières années qui viennent de s'écouler, j'aurai l'occasion de revenir sur les bons effets des irrigations continues, simples, iodurée, alcalines, acides ou médicamenteuses.

Sur trois des malades soumis avec quelque succès à l'emploi des irrigations acides et alcalines, les pierres avaient été préalablement divisées par la lithotritie ; nous avons vu combien cette multiplicité des points de contact et la présentation simultanée des couches de la pierre au liquide facilitent la dissolution ou la désagrégation. Mais il y a une autre observation à faire encore. On sait que le plus difficile, dans l'opération du broiement, c'est le commencement et la fin. Lorsque la pierre a été brisée, l'écrasement des morceaux offre d'ordinaire peu d'obstacles. Est-il donc raisonnable, à moins de motifs particuliers, de suspendre l'application de la lithotritie pour suivre les chances douteuses et longues de la dissolution ?

Pour que les irrigations dissolvantes puissent être appréciées à leur juste valeur, et pour qu'il soit prouvé qu'elles ont vraiment de l'avantage, il convient qu'elles soient employées sur des pierres entières, ainsi que l'a fait avec succès, il y a un siècle, Rutherford, d'Edimbourg. Nous avons vu M. Petit, après dix irrigations faites avec l'eau de Vichy dans la vessie du jeune de B., être obligé de les suspendre à cause de l'irritation et du catarrhe vésical qu'elles produisaient. Je viens moi-même d'éprouver un résultat semblable sur un calculeux de Saint-Denis que je vois avec le docteur Meurdefroy. Je me suis servi de soude caustique à la dose de 80 centigrammes par litre d'eau ; cette quantité de soude équivaut à peu près aux deux tiers de celle qui est contenue dans l'eau de Vichy. La solution m'avait été remise par M. Pelouze, qui l'avait fait préparer en vue de cette expérience. Après la seconde irrigation, l'urine est devenue muqueuse, les envies d'uriner très fréquentes ; le ventre est devenu sensible au toucher dans le trajet du colon ; ces symptômes qui dénotaient une cystite et une entérite m'ont forcé de suspendre.

J'ai été forcé encore de discontinuer, par une semblable cause, les irrigations avec la solution de bicarbonate de soude que j'avais commencées sur un jeune homme du département du Tarn, âgé de dix-sept ans. Après avoir brisé, par la percussion, sa pierre volumineuse et fort dure, je me déterminai par des motifs tirés de l'état de santé générale à employer les irrigations alcalines; je fis passer chaque jour six litres d'eau tenant en dissolution 30 grammes de bicarbonate de soude. Huit lavages avaient eu lieu lorsque des symptômes d'entérite sont survenus ; ils ont pris le caractère d'une fièvre typhoïde, à laquelle succomba le jeune homme après vingt-neuf jours de maladie, malgré les soins de MM. Chomel, Forget, Jzarié et Pinel, réunis aux miens. Cette fièvre typhoïde, fréquente chez les jeunes gens qui viennent à Paris sous l'influence d'une vive impression morale, ne saurait être attribuée aux irrigations alcalines, et encore moins à la lithotritie, qui avait été pratiquée neuf jours avant que les essais de dissolution fussent commencés, et qui n'avait été suivie d'aucun malaise.

Deux autres malades qui ont des pierres volumineuses et dures ont désiré faire des essais d'irrigations dissolvantes avant d'en venir à une opération chirurgicale. Pour l'un, j'emploie le bicarbonate de soude ; pour l'autre, l'eau de soude.

Ainsi se trouvent réalisées mes prévisions de quinze années, rappelées au commencement de ce chapitre ; les irrigations de liquides dissolvans ont été utiles précisément dans les conditions que j'avais indiquées. L'avenir probablement ne fera que confirmer ce fait qu'elles peuvent, dans un certain nombre de circonstances données, venir en aide à la lithotritie et lui servir de complément. Dans toutes les applications que je fais des irrigation, soit comme tentative de dissolution, soit comme moyen de résolution des égorgemens de la prostate, soit comme traitement du catarrhe, et ces applications vont déjà à plus de cent, je me sers de la sonde *en gomme à double courant*, dont j'avais, dès 1825, conseillé l'usage (*Exposé des moyens de guérir de la pierre*; n. 95); elle fatigue beaucoup moins le malade que la sonde métallique de M. Cloquet.

L'action directe des réactifs est infiniment plus prompte que l'action indirecte ou par absorption, cela est évident; mais quelle doit être sa durée? dans quelles limites peut-on en attendre des effets? c'est là une question qu'il convient d'étudier.

Les symptômes d'entérite survenus dans les deux cas qui précèdent, symptômes dont il n'est pas très-facile de se rendre un compte rigoureux, m'ont rendu circonspect et m'ont engagé à entreprendre sur les animaux, sur les chiennes, les brebis et les jumens en particulier, des expériences d'irrigations alcalines. M. Leblanc, vétérinaire, toujours prêt à seconder les médecins dans leurs recherches, a bien voulu m'en faciliter les moyens.

Déjà M. Magendie avait attribué à l'introduction de la soude en grande proportion dans l'économie des inconvéniens graves, tels que la dissolution de la fibrine, la diminution de sa proportion; par suite, la fluidité plus grande du sang et la transsudation à travers les tissus des divers élémens de ce liquide : de là des hémorrhagies passives, des hydropisies, etc. Parmi les effets immédiats de la soude sur les corps vivans, M. Magendie a signalé précisément l'entérite : j'avouerai qu'en présence de nombreux buveurs d'eau alcaline de Vichy, de Carlsbad, de Vals, etc., etc., je m'étais senti un peu rassuré sur les dangers signalés par notre illustre physiologiste. Les irrigations alcalines que j'ai faites sans inconvénient et avec avantage un assez grand nombre de fois éloignaient aussi mes appréhensions au sujet du contact direct sur la vessie; mais comme il est du devoir du médecin de tenir compte de tous les avertissemens, je m'occupe de rechercher quelle connexion prochaine ou éloignée existe entre l'introduction de la sonde dans la vessie et les phénomènes graves observés.

Partant de ce fait que les alcalis portés sur les calculs au moyen des irrigations agissent d'une manière purement chimique, ou du moins ne subissent pas de la part des organes vivans la modification qu'ils éprouvent lorsqu'ils sont introduits dans l'économie en bains et en boissons, il est permis de supposer que l'on peut apprécier avec exactitude leur pouvoir et la durée de leur action par des études de laboratoire. Déjà nous possédions les résultats des expériences de M. Petit, faites en immergeant des calculs dans les sources de Vichy (*Première Lettre*, p. 14). Il en résulte que pour faire perdre à des moitiés de pierre d'acide urique un peu plus du tiers de leur volume et la moitié de leur poids, il a fallu trente jours d'immersion, en supposant une durée semblable pour le reste, et trente autres jours de plus si le calcul eût été entier; cela donne un total de trois mois ou deux mille cent soixante heures, ce qui, à raison de deux heures d'irrigation par jour, fait juste trois ans pour la durée du traitement, en admettant, ce qui n'est guère probable, qu'il n'y ait aucune interruption produite par l'irritation que peuvent entraîner la répétition du lavage, l'introduction de la sonde ou la présence même de la pierre ; en supposant encore que dans ce long espace de temps aucun sel nouveau ne viendra se déposer sur le corps étranger.

Dans les expériences de M. Henry, faites avec l'eau de Vichy renouvelée de quinze jours en quinze jours pendant six semaines, il n'est pas question de la diminution du volume ; mais la perte en poids ayant été souvent plus de moitié moins considérable que dans les expériences de M. Petit, puisqu'un calcul d'acide urique n'avait perdu que onze pour cent, la conséquence serait qu'il faudrait doubler le temps du traitement indiqué plus haut. J'ai parlé précédemment d'un calcul tenu depuis huit mois par M. Pelouze dans une solution de bicarbonate de soude renouvelée tous les trois jours, et qui n'est pas encore dissous. La supériorité des résultats obtenus à Vichy sur les expériences faites dans des vases inertes par MM. Pelouze et Henry, provient sans doute de la température élevée, de l'agitation continuelle et de l'effervescence considérable qui existe dans ces sources thermales.

La simple immersion dans un liquide en repos ne peut pas rendre d'une manière absolue compte de l'effet de l'irrigation. M. Pelouze, pour compléter le rapport dont l'a chargé l'Académie des Sciences, a fait une série d'expériences dans son laboratoire, en même temps qu'il suivait, comme je l'ai dit, les effets des irrigations sur des calculeux, et qu'il assistait à des opérations de lithotritie. Ce savant et habile chimiste fera connaître ses résultats.

De mon côté, je me suis livré à une série d'essais comparatifs avec des solutions alcalines, de l'eau de Vichy, de l'eau de Vals, de l'eau de Contrexeville, de Pougues ; avec de l'eau de chaux, de l'acide azotique, de l'acide oxalique, de l'acide chlorhydrique et de l'acide sulfurique étendus d'eau. Je dirai en somme que, pour les calculs d'acide urique, les effets en général ont été les suivans : au premier rang, les solutions légères de potasse et de soude caustiques, 80 centigrammes par litre. A cette dose supportable pour les organes, ces alcalis ont, ainsi que M. Pelouze me l'avait annoncé, une action vingt fois plus rapide que l'eau de Vichy contenant 5 grammes de bicarbonate de soude ; l'eau de chaux, puis l'acide nitrique dans la proportion de quatre centièmes, dose inoffensive pour la muqueuse ; en troisième lieu le bicarbonate de soude à huit grammes par litre (j'en emploie douze en ce moment sur plusieurs de mes malades affectés d'engorgement de la prostate) ; j'ai dit que je l'ai porté jusqu'à dix-huit grammes par litre dans le fait de M. Duchaussoy). En quatrième ordre, l'eau de Vals, puis l'eau de Vichy, les autres eaux minérales alcalines. — Pour les calculs de phosphate triple, la limonade oxalique (acide oxalique, un volume ; eau, seize). Il se forme un oxalate de chaux insoluble ; mais comme il se dépose à l'état pulvérulent et qu'il est entraîné à mesure qu'il se forme, il ne saurait produire des concrétions. L'acide lactique, la limonade nitrique dans la proportion de deux à quatre centièmes, les alcalis caustiques étendus, puis les carbonates alcalins et l'eau de Vichy. — Pour les calculs d'oxalate de chaux, les alcalis caustiques dans les proportions indiquées plus haut, puis l'eau acidulée par l'acide sulfurique.

En général, l'action des dissolvans a été plus prompte lorsque le réservoir était plus élevé ; ce qui prouverait que M. Gruithuisen avait raison, lorsqu'il comptait sur l'effet du choc du liquide contre le calcul. Je l'ai trouvé plus rapide également lorsque la pierre était presque à sec dans l'entonnoir qui servait à l'expérience ; moins, au contraire, lorsque l'ouverture de sortie était calculée pour la faire baigner dans une certaine quantité de liquide.

On peut tirer de cette lettre les conséquences suivantes : La disposition à la pierre et à la gravelle peut être modifiée et combattue par des substances introduites dans l'économie en boissons et en bains ; spécialement par les carbonates alcalins et certains acides. — Les calculs urinaires ne sont pas, en général, assez promptement et assez puissamment attaqués par les dissolvans agissant indirectement ou par absorption, pour que l'on puisse compter sur leurs effets. — Il y a des malades auxquels les dissolvans sont contraires ; la méthode empirique, à laquelle on semble vouloir revenir, est donc nuisible et irrationnelle.

Il est possible, en portant directement les réactifs sur les calculs, d'obtenir des effets beaucoup plus prompts et plus satisfaisans, mais dont on ne peut encore apprécier toute l'importance. — Enfin, il y a des cas dans lesquels les injections et les irrigations dissolvantes rendent manifestement des services et doivent être mises en usage. — Ces irrigations doivent être faites avec prudence, et suspendues dès qu'elles deviennent trop excitantes.

Ce langage n'est pas, ce me semble, celui que dicterait une opposition systématique ; on peut voir, au contraire, dans ce mémoire un ardent désir de trouver la vérité, ainsi que la volonté de la poursuivre ; mais l'esprit humain est fait de telle sorte qu'il ne procède que d'une manière absolue : j'ai blâmé l'exagération et le danger du traitement alcalin à grandes doses administré empiriquement, et de suite on a fait de moi l'adversaire de toute tentative de dissolution, la négation de la *lithodialutie*. Grâce à Dieu, je ne suis pas de ceux qui doutent de ce que peut le travail consciencieux et persévérant ; *non ibis amplius* n'est point, et, je l'espère, ne sera jamais ma devise.

---

L'ouvrage intitulé : *Du Traitement médical de la pierre* renferme un chapitre fort remarquable sur la dissolution des calculs dans lequel les faits observés par M. Civiale ont été encadrés, et ses opinions, présentées par M. Jourdan (je suppose que c'est toujours lui qui écrit les livres de ce praticien) avec beaucoup de raison, d'esprit et d'élégance de style. Nous en recommandons la lecture.

Puisque l'occasion s'en présente, je dirai que l'écrivain fécond et habile dont je viens de tracer le nom, a certainement été utile à la science en prêtant à M. Civiale le secours de sa plume facile et de son immense érudition ; mais il devrait sentir qu'il est indigne de lui de se rendre l'instrument des passions d'un autre, de devenir, que l'on me passe cette expression, son souteneur dans toutes les querelles soulevées par des prétentions que l'Académie des sciences a jugées mal fondées. M. Jourdan dira-t-il qu'il obéit à sa conviction ? qu'il le montre donc en signant ses plaidoyers ; la discussion entre nous deviendra directe, et elle ne pourra que gagner en franchise lorsqu'il sera forcé de ne plus séparer le fond de la forme. Je pensais, dans la préface de mon *Histoire de la Lithotritie*, l'avoir désigné assez clairement pour l'obliger à s'expliquer et à dire s'il accepte la solidarité des impolitesses, le mot est modéré, dont je suis si largement gratifié dans les ouvrages et les pamphlets qui paraissent sous le nom de M. Civiale. Je me vois obligé de renouveler mon interpellation d'une manière plus directe encore. Quel que soit au surplus l'auxiliaire actuel de mon compétiteur dans cette lutte, il serait bien temps d'y mettre un terme, car elle nuit à tous deux. Que M. Civiale ait cru en 1824 m'avoir étouffé sous le poids du rapport de Percy, je le comprends, mais qu'il persiste après les décisions de l'Institut en 1825-1826-1827 et 1831 qui m'ont donné gain de cause au sujet de l'invention de la lithotritie, après les rapports d'août 1836 et avril 1839 qui m'ont attribué les principaux perfectionnemens apportés à cette méthode ; qu'il persiste, lorsque j'ai conquis malgré la résistance la plus opiniâtre ma position comme praticien dans cette branche de la science ; qu'il persiste, dis-je, à parler de moi dans ses publications comme l'on parlerait d'un élève donnant des espérances, cela est inconvenant, ridicule même. De mon côté, lorsque je vois M. Civiale dépossédé de l'invention de la lithotritie, convaincu d'inexactitude, pour ne pas dire plus, dans l'énoncé de ses résultats opératoires par les rapports de Boyer, de MM. Double et Larrey en 1830 et 1833 ; convaincu par Dupuytren en 1831 et par la commission des prix Monthyon en 1832 d'avoir méconnu les progrès apportés à la lithotritie et de les avoir repoussés de toutes ses forces ; lorsqu'enfin je le vois forcé d'adopter ces perfectionnemens après s'être laissé traîner à la remorque pendant cinq années, et qu'après cela je le retrouve en 1841 debout et plein de vie, je suis bien forcé, même en tenant compte des appuis étrangers, de reconnaître en lui un rude athlète qu'il n'est pas facile de renverser. Le mieux donc serait de ne point user plus long-temps nos forces dans une lutte interminable qui ne profite qu'aux parasites ; de ne pas perdre en querelles un temps précieux, et, d'un commun accord, de diriger nos efforts vers les progrès de la science : mais pour cela il faudrait de la loyauté, de la franchise, et malheureusement je retrouve M. Civiale, dans son livre sur les maladies de la prostate et du col de la vessie, tel qu'il s'est montré au sujet de la lithotritie. Faudra t-il donc sans cesse recommencer un combat sans noblesse jusqu'à ce qu'un de nous puisse dire avec le vieil Entelle :

. . . . *Victor cœstus artemque repono.*

Pour moi, confiant dans la justice et l'intelligence du corps médical dont l'opinion doit prévaloir tôt ou tard sur celle des masses, je me contenterai d'exposer les faits, évitant si je le puis tout ce qui sera discussion et polémique.

*P. S.* Je ne terminerai pas cette lettre sans dire quelques mots sur un fait chimique et médical dont l'application sera, je crois, utile dans le traitement de la gravelle et de la goutte. Mon ami le docteur Alexandre Ure a trouvé qu'en faisant prendre l'acide benzoïque (avec le phosphate ou le borate de soude pour l'empêcher d'enflammer la gorge) on transforme l'acide urique, soluble dans 4000 parties d'eau, en acide hippurique soluble dans 2 parties seulement, et les urates d'ammoniaque et de chaux à peu près insolubles, en hippurates très solubles. Cette transformation de l'acide urique formé de 8 atomes d'azote et 10 de carbone, en acide hippurique formé de 18 de carbone et 2 d'azote, a lieu de surprendre, mais le fait n'en paraît pas moins constant. Je viens de faire l'application de ce traitement sur un malade de M. le docteur Puzin, que j'ai guéri de la pierre au mois de mars (j'ai oublié de le mentionner au premier chapitre parmi les malades qui ont vainement fait usage, comme dissolvans, des bicarbonates de soude et de l'eau de Vichy). Depuis la guérison l'urine charriait des sables d'acide urique présentant alternativement toutes les nuances de la brique, depuis le jaune nankin jusqu'à l'amarante. Après deux jours de l'usage du remède les cristaux d'acide urique avaient disparu et à leur place on voyait l'acide hippurique sous la forme de baguettes entrecroisées confusément, telles que les a représentées M. Rayer, mais en bien plus grande abondance que ne pouvait le faire préjuger la quantité d'acide, en sorte qu'il semblerait que ce dernier n'aurait pas seul fourni les matériaux de l'acide hippurique. Je ferai observer que la forme des cristaux d'acide hippurique indiqué par M. Ure, n'est pas celle en baguettes ; suivant lui c'est un quadrilatère surmonté d'un dièdre. J'ait fait préparer, chez M. Pelletier, de l'acide hippurique dont l'aspect est encore différent ; ce sont des fragments de cristaux sans forme régulière. J'ajouterai que dans certaines urines humaines j'ai observé au microscope des cristaux en baguettes semblables à ceux de l'acide hippurique. Ce sujet a besoin d'être étudié. Quant à l'application de ce traitement à la dissolution de la pierre, il n'en est pas question; l'acide benzoïque n'exerce, comme je m'en suis assuré, aucune action sur les calculs urinaires.

---

## EXTRAIT

### DES DIVERS RAPPORTS DES COMMISSIONS POUR LES PRIX MONTHYON, AU SUJET DE LA LITHOTRITIE.

1825. « La commission propose à l'Académie d'accorder une » mention honorable à M. Amussat, pour avoir mieux fait con- » naître la structure de l'urètre, ce qui a rendu plus facile l'em- » ploi des instrumens de lithotritie; à M. Civiale, pour avoir » fait le premier sur l'homme l'application de ces instrumens; et » à M. Leroy-d'Etiolles, pour les avoir *imaginés*, les avoir fait » exécuter, et avoir fait connaître successivement les perfection- » nemens que ses essais lui ont suggérés. »

1826. D'après l'avis unanime de la commission, une récompense de deux mille francs est accordée à M. Leroy-d'Etiolles, « qui a publié, en 1825, un ouvrage de lithotritie, et qui a *le* » *premier*, en 1822, fait connaître les instrumens qu'il avait in- » ventés. »

1828. La commission s'exprime de la manière suivante dans son rapport : « Le procédé de l'évidement, dont l'idée première » appartient à M. Leroy-d'Etiolles, déjà connu de l'Académie » comme *le principal inventeur des instrumens lithotriteurs*, a » été perfectionné par M. Heurteloup, etc. »

1831. « M. Leroy-d'Etiolles, qui a déjà reçu de l'Académie » plusieurs encouragemens, a paru digne d'en recevoir un autre » encore qui fût mieux proportionné à l'importance, chaque jour » mieux appréciée, de ces travaux, et surtout *à l'application* » *qu'il a faite à la lithotritie de la pince à trois branches;* » instrument tellement essentiel que, sans lui, cette opération » ne se serait jamais élevée au degré de perfection qu'elle a at- » teint. En conséquence, la commission propose d'accorder à » M. Leroy-d'Etiolles un prix de six mille francs.

» Mais en proposant d'accorder ce prix à l'un des hommes les » plus laborieux, les plus honorables et les plus consciencieux » parmi ceux qui se sont occupés de la lithotritie, votre commis- » sion a été portée à penser, après la plus mûre délibération, » qu'à dater de ce moment l'Académie aurait fait assez pour l'in- » vention et pour l'application des instrumens destinés à broyer » la pierre, et qu'à moins de modifications d'une importance » majeure dans la construction de ces instrumens, il n'y aurait » plus lieu à décerner, soit des prix, soit des encouragemens » nouveaux à la lithotritie.

» Certifié conforme,

» Le secrétaire perpétuel,

» Baron CUVIER. »

## RAPPORT SUR LA LITHOTRITIE URÉTRALE.

Le secrétaire perpétuel de l'Académie, pour les sciences naturelles, certifie que ce qui suit est extrait du procès-verbal de la séance du lundi 16 août 1836.

« L'Académie a envoyé à notre examen une Notice de M. Leroy-d'Etiolles, ayant pour objet l'extraction plus ou moins prompte et facile des fragmens de calculs qui, dans quelques circonstances, s'arrêtent dans le canal de l'urètre, après la lithotritie, surtout lorsqu'elle est pratiquée avec les instrumens percuteurs ou constricteurs.

« Depuis Ambroise Paré jusqu'à nos jours, on a employé un grand nombre de petits instrumens pour saisir les corps étrangers arrêtés dans ce canal, et en faire l'extraction. Avant l'invention de la lithotritie, les cas qui en indiquaient l'application se présentaient assez rarement. Depuis la découverte de ce nouveau procédé opératoire, on a eu fréquemment l'occasion d'employer ces divers instrumens, pour l'extraction de ces fragmens de pierres arrêtés dans l'urètre; mais leur application n'est pas toujours facile, soit parce que ces fragmens sont trop volumineux, et qu'ils sont étroitement embrassés par les parois de ce canal, soit parce que leurs aspérités, lorsqu'ils en sont pourvus, les font fortement adhérer à la membrane muqueuse; soit enfin parce que le spasme de ce conduit est quelquefois si violent qu'on éprouve la plus grande peine à faire passer les instrumens les plus minces entre ses parois et les calculs, pour les embrasser et les ramener au dehors; on a même imaginé de soumettre ceux qui présentent un certain volume au broiement.

» M. Leroy a ajouté aux instrumens propres à remplir toutes ces indications, quelques perfectionnemens qui nous ont paru très-ingénieux; ils consistent :

« 1° A rendre la curette usitée par tous les praticiens flexible par une articulation ginglymoïde, qui lui permet, à l'aide d'un petit ressort, de rabattre cette curette sur le calcul lorsqu'il l'a dépassé, et de le rendre immobile dans le point du canal où il est arrêté;

« 2° A faire couler sur la tige de cette curette, une petite pince à trois branches, armée d'un foret proportionné pour en opérer le broiement : *c'est assurément le dernier degré de perfection porté à cette branche de la lithotritie.*

» En résumé, nous ne pouvons qu'applaudir aux efforts incessans que fait M. Leroy-d'Étiolles pour le perfectionnement de la lithotritie, applicable aux calculs de la vessie et à ceux retenus dans le canal de l'urètre.

« Signé à la minute : ROUX et LARREY, rapporteurs.

» L'Académie adopte les conclusions de ce rapport.

» Certifié conforme :

» Le secrétaire perpétuel de l'Académie,
» pour les sciences naturelles,

» FLOURENS. »

*Rapport sur un appareil nouveau destiné au brisement des calculs urinaires, par M.* Leroy-d'Étiolles, *lu dans la séance du* 8 *avril* 1839.

(Commissaires : MM. Breschet, Larrey, rapporteur.)

« Nous avons été chargés, M. Breschet et moi, de prendre connaissance des effets d'un appareil présenté à l'Académie, au commencement de l'année 1838, par M. Leroy-d'Étiolles.

« Pour asseoir un jugement certain sur le mérite de cet appareil, vos commissaires ont désiré assister aux essais que son inventeur devait en faire sur le vivant ; votre rapporteur surtout a été témoin de plusieurs opérations de lithotritie que ce chirurgien a pratiquées avec cet appareil chez des sujets avancés en âge. La dextérité et la promptitude avec laquelle de très-gros calculs ont été brisés en notre présence et sans que ces sujets aient paru éprouver de grandes douleurs, nous ont causé la plus agréable surprise.

» Une action combinée de pression et de percussion que produit cet appareil lorsqu'on le met en jeu dans la vessie, sans efforts sensibles et sans point d'appui à l'extérieur, établit un vrai perfectionnement dans l'art de la lithotritie, de manière à pouvoir appliquer cette nouvelle méthode dans beaucoup plus de cas qu'on ne pouvait l'espérer il y a très-peu d'années. C'est donc à ce nouveau procédé ingénieux de M. Leroy, que l'humanité sera redevable d'une augmentation de bienfaits que cette invention va lui procurer : aussi nous n'hésitons pas à proposer à l'Académie d'accorder au Mémoire de M. Leroy son approbation. »

« Les conclusions de ce rapport sont adoptées.

» Certifié conforme,

» Le secrétaire perpétuel,

» FLOURENS. »



FIN.

Imprimerie de Béthune et Plon, rue de Vaugirard, 36.

www.ingramcontent.com/pod-product-compliance
Ingram Content Group UK Ltd.
Pitfield, Milton Keynes, MK11 3LW, UK
UKHW021523260726
13993UKWH00004B/1854

9 782019 943417